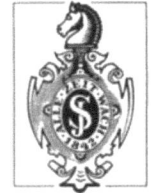

Christof Sohn   Gunther Bastert

Die dreidimensionale Ultraschalldiagnostik

Mit 108 Abbildungen in 198 Einzeldarstellungen

Springer-Verlag
Berlin Heidelberg New York
London Paris Tokyo
Hong Kong Barcelona
Budapest

Priv.-Doz. Dr. Christof Sohn
Professor Dr. Dr. h. c. Gunther Bastert

Universitäts-Frauenklinik
Voßstraße 9
69115 Heidelberg, Deutschland

Die Deutsche Bibliothek – CIP-Einheitsaufnahme
Sohn, Christof:
Die dreidimensionale Ultraschalldiagnostik/Christof Sohn;
Gunther Bastert. – Berlin; Heidelberg; New York; London;
Paris; Tokyo; Hong Kong; Barcelona; Budapest: Springer,
1994
ISBN-13: 978-3-642-77856-8   e-ISBN-13: 978-3-642-77855-1
DOI:10.1007/978-3-642-77855-1
NE: Bastert, Gunther:

21/3130-5 4 3 2 1 0 –

Inhaltsverzeichnis

1 Physikalische Grundlagen der 3 D-Ultraschalldarstellung

1.1 Von der Fledermaus zum 3 D-Ultraschall

Der Grund dafür, daß die Fledermaus schnell und gewandt den nächtlichen Luftraum zu durchkreuzen vermag ohne anzuecken, liegt darin, daß sie mit ihrem Kehlkopf Laute erzeugen kann, die über Mund und Nase ausgesendet werden, und daß sie sogleich das reflektierte Echo mit den Ohren wieder einzufangen vermag. Durch die Analyse der reflektierten US-Wellen − eine Frequenzanalyse − ist die Fledermaus in der Lage, zwischen Beute und anderen Gegenständen zu unterscheiden, an denen die US-Wellen reflektiert wurden [25].

Ende des 18. Jahrhunderts versuchte der Forscher Spellanzani diese bis dahin als übernatürliche Fähigkeit der Fledermäuse gedeutete Leistung zu erklären. 1794 veröffentlichte er die erste Theorie über den Orientierungssinn der Fledermaus. Er erkannte, daß sich die Fledermaus trotz Blendung perfekt orientieren konnte. Vier Jahre später wiederholte der Genfer Arzt Ludwig Jurine das Experiment, erweiterte es aber, indem er der Fledermaus die Ohren verstopfte, mit dem Ergebnis, daß diese orientierungslos wurde. Der Schluß lag nahe, daß die Orientierung über dem Menschen nicht wahrnehmbare Phänomene ablaufen mußte. Erst 100 Jahre später kam jedoch dem britischen Physiologen Hartridge die Idee, daß die Fledermäuse US aussenden und das empfangene Echo wieder analysieren könnten. 1938 konnte dann der Amerikaner Donald R. Griffin den Nachweis dieser Tatsache erbringen, indem er elektronisch die US-Laute der Fledermaus in den menschlichen Hörbereich herunterregelte [25].

Dabei verwendet die Fledermaus nicht nur die Analyse der reflektierten US-Wellen, sondern sie macht sich auch den Dopplereffekt bei der Suche nach ihrer Beute zunutze.

Dieses nach Christian Doppler (1803 − 1853) benannte Prinzip beschrieb er 1842 [9] folgendermaßen: „Die Schwingungszahl und die Wellenlänge einer Wellenbewegung an einem Beobachtungsort ändern sich, wenn Beobachter und Wellenerreger sich relativ zueinander bewegen."

Alle in diesem Buch wiedergegebenen Aufnahmen zur transparenten räumlichen Darstellung sind mit der 3D-Ultraschalleinheit der Firma Dornier Medizintechnik GmbH, Germering, entstanden (Ultraschallgerät AI 5200 und 3D-Workstation).

Der Dopplereffekt ist eine Erscheinung, die nicht nur bei Schall-, sondern auch bei Lichtwellen beobachtet wird. Somit gelang Doppler die Erklärung der von Grimaldi, Hooke und Huygens Ende des 17. und Anfang des 18. Jahrhunderts postulierten Wellentheorie des Lichts. Das Dopplerphänomen wird von Christian Doppler selbst folgendermaßen veranschaulicht:

Gesetzt, von einer Stadt A aus werde regelmäßig etwa alle Stunden ein Bote a nach einer anderen Stadt B abgesandt, um einer daselbst verweilenden Person b den Fortgang irgend eines wichtigen Ereignisses zu berichten: so ist klar, daß, falls die Boten vollkommen gleichschnell fortschreiten und genau denselben Weg betreten, sie auch einer um den andern regelmäßig von Stunde zu Stunde in B eintreffen werden. Würde indes die in B weilende Person b, von Ungeduld getrieben, statt abzuwarten, dem Boten entgegeneilen, so ist es eben so begreiflich, daß jene Sendlinge in kürzeren Zwischenräumen, als in jenem einer Stunde, bei ihr ankommen werden. Bei vorausgesetzter gleicher Geschwindigkeit geschähe dies von halber Stunde zu halber Stunde, bei anderen Geschwindigkeitsverhältnissen dagegen natürlicherweise in kürzeren oder längeren Zeiträumen. Dasselbe müßte geschehen, wenn jene Person a von A gegen B hin reiste, dabei aber fortwährend von Stunde zu Stunde einen Boten voraussendete. Auch in diesem Falle müßten die Zwischenzeiten, in denen jene Boten in B ankommen würden, kürzer als eine Stunde ausfallen.
Nun wird es in der Physik für völlig ausgemacht und über allen Zweifel erhoben angesehen, daß sowohl die Tonhöhe beim Schalle, als auch die Farbe beim Lichte von der Anzahl der innerhalb einer Zeitsekunde beim Beobachter ankommenden Wellen oder Undulationen abhängt [9].

Ein einfaches Beispiel kann dieses Phänomen weniger weitschweifig erläutern: Steht ein Beobachter an einem Meeresstrand, der in gleichmäßiger Folge von Wellen überspült wird, so trifft den Beobachter bei unverändertem Standpunkt in einer gewissen Zeit eine gewisse Anzahl dieser Wellen. Schwimmt er den Wellen entgegen, so erreichen ihn pro Zeiteinheit mehr Wellen, und zwar um so mehr, je schneller er sich bewegt. Umgekehrt nimmt die Zahl der ihn treffenden Wellen ab, wenn er in Richtung der Wellenbewegung schwimmt.

Anwendung fand dieser neu entdeckte Effekt zuerst hauptsächlich in der Erklärung bestimmter astronomischer Phänomene. Erstmals wurde der Dopplereffekt in einem einfachen und praktischen Versuch von Heinrich Buys-Ballot 1845 als richtig bewiesen: Entlang einer Eisenbahnlinie stellte er mehrere Musiker auf. Von einem vorbeifahrenden Eisenbahnwagen blies ein Hornist auf seinem Instrument einen konstanten Ton, der von den entlang der Bahnlinie stehenden Musikern in anderer Tonhöhe registriert wurde, als es der vom Hornisten geblasenen Tonhöhe entsprach. 1865 gelang Karl Rudolf König der Beweis für die Richtigkeit der Formel Dopplers. Die Berechnung der Geschwindigkeit von Sternen mit Hilfe dieser Formel schloß sich Ende des 19. Jahrhunderts an. Der Dopplereffekt erlaubte nun neue Rückschlüsse auf die Entstehung und Ordnung des Kosmos.

Ein entscheidender Meilenstein auf dem Weg zur US-Diagnostik war 1880 die Entdeckung des piezoelektrischen Effekts durch das Ehepaar Curie. Dieses physikalische Phänomen fand zunächst Anwendung in der Entwicklung des Echolotverfahrens für die Schiffahrt durch den Physiker Behm, der dazu durch die Katastrophe des Passagierdampfers Titanic 1912 angeregt wurde [56].

Nach dem 2. Weltkrieg erfolgte der US-Einsatz in der Materialprüfung. Diese Anwendung geht auf die Physiker Sokolov und Firestone zurück.

1942 berichtete erstmals der österreichische Neurologe Dussik über eine von ihm „Hyperphonographie" genannte Methode, die den Beginn der US-Anwendung in der Medizin markiert [56]. Erst einige Jahre nach dem Zweiten Weltkrieg wurden weitere Anwendungsmöglichkeiten in der Medizin erforscht; so entwickelte Howry 1952 die B-Bild-Technik bzw. das sog. Howry-Somatoskop. Im selben Jahr berichteten er und Reid bereits über eine Treffsicherheit von 90% beim Nachweis von Brusttumoren. 1953 veröffentlichten Edler und Hertz Ergebnisse der US-Anwendung in der Kardiologie. 1959 gelang Gordon die Entwicklung einer zweidimensionalen koordinatengesteuerten Schallkopfmechanik, die eine geometriegerechte Darstellung von Organen ermöglichte. Kobayashi berichtete über erste Versuche zur Gewebecharakterisierung. 1959−1962 arbeiteten die Australier Kossoff und Garrett an dem sog. Wassertankoktoson, einem Gerät großen Ausmaßes. Der Patient lag auf einem Wassertank, in dem mehrere US-Köpfe installiert waren [56].

Erst 1957 gelang dem Dopplereffekt der Einzug in die Medizin: 1957 und 1960/1961 berichteten Satomura u. Franklin et al. [11] über die Messung der Blutströmungsgeschwindigkeit unter Ausnutzung des Dopplereffekts. Callaghan benutzte 1964 erstmals die Dopplertechnik zum Nachweis der kindlichen Herzaktion in utero.

Ein entscheidender Schritt gelang Krause u. Soldner (1965) durch die Entwicklung des Echtzeitverfahrens. Die neue Technik der „transducer arrays" reihte sich ein, und es folgte die endoskopische US-Anwendung. Die 70er Jahre brachten eine stürmische Weiterentwicklung der US-Technologie mit sich, so die Compoundbildgebung, die Real-time-Bildgebung, die 2 D-Grauwertabstufung, die Kombination mit dem Dopplerverfahren und die digitale Scanconversion. In den frühen 80er Jahren kam die Color-flow-Darstellung dazu. Eine neue Computertechnologie erlaubte die Verbesserung der Darstellung, aber auch die Verarbeitung der US-Rohdaten. Statt bisher 16 Graustufen konnten nun 64 dargestellt werden. Die hochentwickelte Mikroprozessortechnologie revolutionierte die Schallkopftechnik: In den 70er Jahren bestand ein Linearschallkopf aus 8 Kristallelementen, heute aus 128. Mechanische Schallköpfe wurden durch die Arraytechnik („linear", „phased" und „annular array") mit variablen Fokusbereichen abgelöst. Die Computertechnik vermag darüber hinaus die US-Diagnostik flexibler zu gestalten. So sind mittlerweile Schallköpfe mit Frequenzbereichen zwischen 2 und 30 MHz verfügbar. Die Schallkopftechnik erlaubt inzwischen den Bau kleinster Intraluminalschallköpfe (Durchmesser ca. 1−2 mm) für die intravasale Anwendung.

Nachdem es in der Zeit bis zu den 80er Jahren stürmische Neuentwicklungen gab, waren die folgenden Jahre geprägt durch die Ausreifung bereits vorhandener Technologien. Diese auf den ersten Blick unscheinbaren Verbesserungen sind aber beim genauen Hinsehen noch revolutionärer als das bis dahin Entwickelte. Die Optimierung der 2 D-Schnittbilddarstellung des menschlichen Gewebes mittels US ist bahnbrechend gewesen.

Nach diesen vielfältigen revolutionären Entwicklungen der zweidimensionalen US-Darstellung blieb nur noch ein Weg offen: die Gestaltung der dritten Dimension. Nachdem die Auflösung im 2 D-Bild einerseits an ihre technischen

Grenzen stößt und unter 0,2 mm liegt, sind andererseits die optimalen Voraussetzungen für die räumliche Darstellung gegeben. Zudem versucht jeder US-Untersucher – bewußt oder unbewußt –, aus den einzelnen gewonnenen US-Schnitten das untersuchte Organ vor seinem geistigen Auge räumlich entstehen zu lassen. Die computergesteuerte Simulation des räumlichen Bildes aus einer Vielzahl einzelner US-Schnitte lag also nahe. Dies setzte jedoch nicht nur die Entwicklung einer neuen Schallkopftechnik, sondern auch einer komplizierten digitalen Computerverarbeitung der Schnittbildfolgen voraus.

In dem hier vorliegenden Buch wird zu diesen beiden Fragestellungen, die engstens miteinander verbunden sind, eine Antwort gegeben, eine Antwort, die nach ihrer theoretischen Entwicklung bereits technisch realisiert werden konnte.

1.2 Grundvoraussetzungen zur 3 D-Ultraschalldarstellung

Um aus einzelnen Schnitten eines Schnittbildgeräts – wie der MRT und CT oder, im vorliegenden Fall, der US-Methode – ein räumliches Bild des untersuchten Gewebes oder Organs zu rekonstruieren, muß eine Vielzahl von Schnitten gewonnen werden, deren Lagebeziehung zueinander bekannt und mathematisch ausdrückbar ist: Eine „koordinierte Schnittbildfolge" ist notwendig. Dies bedeutet, daß alle Koordinaten eines jeden Bildpunkts in jedem Schnitt bekannt sein müssen [49]. Diese koordinierte Schnittbildfolge läßt sich einfach in der MRT und CT gewinnen, da diese Schnitte absolut parallel angeordnet sind. Ist nun der Abstand der einzelnen Schnitte bekannt, so kann mit entsprechenden Computerprogrammen die Vielzahl dieser Schnitte derart berechnet und angeordnet werden, daß ein räumliches 3 D-Bild des untersuchten Körpers oder Organs entsteht. Die verschiedenen Schnitte unterscheiden sich lediglich durch eine Raumkoordinate – die Koordinate in Richtung der Bewegung der Bildebene –, während die beiden anderen Koordinaten konstant beibehalten werden. Der Vorteil dieser beiden Methoden besteht darin, daß sie mit dem Körper des Patienten keinen direkten Kontakt benötigen, sondern ihre Schnitte aus der Distanz gewinnen. Die Parallelverschiebung der Bildebene gelingt somit problemlos [45].

Dieser Vorteil ist der Real-time-Sonographiemethode nicht eigen. Der Schallkopf ist auf einen direkten Hautkontakt angewiesen. Dabei wirkt sich die Unebenheit der Körperoberfläche auf die Gewinnung der Schnittbildfolge nachteilig aus. Dies bedeutet, daß sich mit jeder Schallkopfbewegung alle 3 Raumkoordinaten ändern; eine mathematische Erfassung dieser Änderung – die Voraussetzung zur 3 D-Darstellung – ist praktisch nur sehr schwierig zu erreichen [45].

Eine parallele Schnittbildfolge – wie bei der MRT und CT – läßt sich nur schwer erzielen, da der Schallkopf beim Gleiten über die Haut der Körperkontur folgt. Dies bedingt einen ständig wechselnden Einfallswinkel; die Parallelität der Schnitte ist nicht mehr gewährleistet. Falls unter Zuhilfenahme einer Wasservorlaufstrecke versucht wird, die Unebenheit der Körperoberfläche auszugleichen, ist zur Gewinnung der parallelen Schnitte eine aufwendige Apparatur notwendig. Diese würde die flexible Handhabung der Sonographie – ein entscheidender Vorteil dieser Methode – verhindern (Abb. 1.1). Es galt also, einen anderen Weg zu wählen, als den aus der MRT und CT vorgezeichneten.

Die entscheidende Idee zur Gewinnung einer koordinierten Schnittbildfolge in der Sonographie ist die Drehung der US-Ebene [49]. Denn so läßt sich ebenfalls eine koordinierte Folge von Schnitten erzielen, die sich bei unverändertem Kreismittelpunkt durch einen zwischen den Schnitten konstant zu haltenden Winkelabstand voneinander unterscheiden. Dabei bestehen 2 Möglichkeiten: zum einen die Rotation der Schallebene um eine vertikal stehende Drehachse – die Achse zeigt in Schallrichtung –, zum anderen die Rotation um eine horizontal verlaufende Drehachse – die Achse steht senkrecht zur Schallrichtung (Abb. 1.2 und 1.3).

Das nächste Problem stellt die Entwicklung von Computerprogrammen zur Rekonstruktion der Bildinformation aus den einzelnen US-Schnitten zum räumlichen Bild dar. Auch hier ergeben sich grundsätzlich 2 Rekonstruktionsmöglichkeiten und somit der Computerprogrammgestaltung: Einerseits ist es möglich, nur eine bestimmte Struktur aus jedem einzelnen US-Schnitt zur 3D-Rekonstruktion heranzuziehen, andererseits kann die gesamte Information jedes Schnitts zum 3D-Bild eines quasi gläsernen Körpers zur Berechnung verwendet werden [38, 43–45].

Auch in diesem Punkt gilt es, andere Wege als in der MRT und CT zu beschreiten. Deren Schnittbilder sind durch eine deutliche Unterscheidungsmöglichkeit der Gewebe charakterisiert; die Diskriminierung zwischen den verschiedenen Geweben fällt relativ leicht und kann mittels Computer erfolgen. Es sind also einzelne Strukturen aus diesen Schnitten zu extrahieren und darzustellen. Dies gelingt in der Sonographiedarstellung nicht. Die Unterschiede zwischen den dargestellten Geweben sind deutlich weniger markant, es gibt zu viele gleiche Graustufen unabhängig von der Gewebespezifizierung, um einzelne Gewebe automatisch durch entsprechende Computerprogramme erkennen zu können. Eine Darstellung nur bestimmter Strukturen aus den einzelnen US-

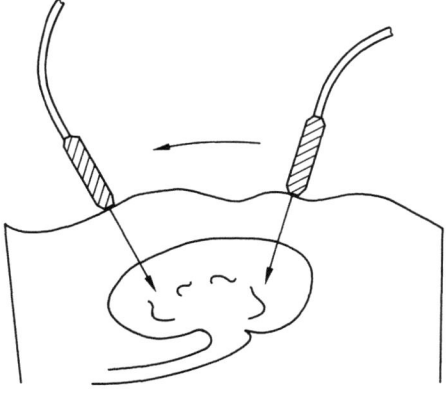

Abb. 1.1. Die Unebenheit der Körperoberfläche erschwert die Gewinnung einer parallelen Schnittbildfolge in der US-Diagnostik

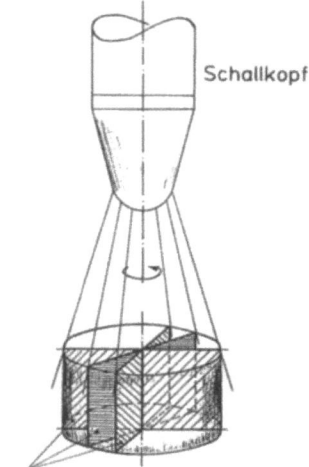

Schallkopf

Jltraschallschnitte

Abb. 1.2. Gewinnung einer koordinierten Schnittbildfolge durch Drehung der Schallebene um eine vertikale Achse

Schnitten ist somit ohne aufwendige Kenntlichmachung – d. h. Konturierung – durch den Untersucher in jedem einzelnen Schnitt fast unmöglich. Diese Problematik entfällt, wenn die gesamte Information jedes US-Bildes zur Rekonstruktion herangezogen wird. Das 3 D-Bild muß gläsern dargestellt werden. Andererseits läßt sich diese Lösung programmtechnisch jedoch ungleich schwerer umsetzen als die alleinige Rekonstruktion der Konturen aus den einzelnen US-Schnitten [36, 47, 50, 53].

Zur Lösung der Schallkopf- und Computerprogrammproblematik sind also mehrere Möglichkeiten gegeben. Verschiedene Ansätze werden im folgenden aufgezeigt. Durch die praktische Umsetzung unterschiedlicher Lösungsansätze war es möglich, ein in der klinischen Routine einsatzfähiges System zu entwickeln, das die Vorteile der unterschiedlichen Prinzipien vereint.

Damit verbunden wird eine Dokumentationsmöglichkeit geschaffen, die unabhängig von der Schallkopfführung ein Organ in seiner Gesamtheit aufnimmt und weitere Aufarbeitungsmöglichkeiten erschließt.

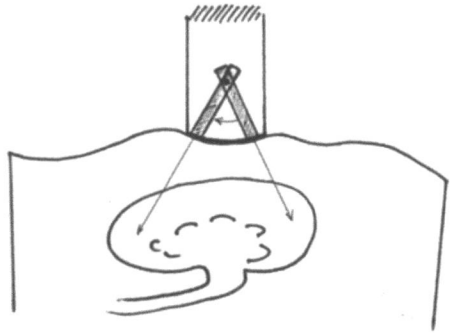

Abb. 1.3. Gewinnung einer koordinierten Schnittbildfolge durch Drehung der Schallebene um eine horizontale Achse

2 Technische Voraussetzungen zur 3 D-Ultraschalldarstellung

2.1 Experimentelle Studien zur Durchführbarkeit einer 3 D-Darstellung im Ultraschall zur Ermittlung der notwendigen Technik

2.1.1 Gewinnung der Ultraschalldaten

Um die Durchführbarkeit der 3 D-Ultraschalldarstellung und die Anforderungen an die einzusetzende Technik abzuklären, wurden zuerst Studien an Schweinenieren im Wasserbad durchgeführt. Zu diesem Zweck wurde eine Vorrichtung gebaut, in die der 5-MHz-Sektorschallkopf der Fa. ATL (Advanced Technology Laboratories, Seattle/WA) eingepaßt werden konnte. In dieser Vorrichtung war es möglich, den Schallkopf zum einen parallel zu verschieben, um eine parallele Schnittbildfolge aufzunehmen, und zum andern um seine Längsachse zu drehen zur Aufnahme einer gedrehten Schnittbildfolge [43, 49, 50].

Bedingt durch die Unebenheit der Körperoberfläche ist eine parallele Schnittbildfolge mittels US in vivo kaum zu erreichen; trotzdem wurde dies im Experiment zunächst vorgegeben, um Computerprogramme zu erproben, die für die Rekonstruktion der Parallelschnitte einfacher zu erstellen waren. Es konnte nämlich auf modifizierte Programme aus der räumlichen Darstellung mit Hilfe der MRT und CT zurückgegriffen werden, deren Schnittbildfolge ebenfalls parallel ist. Diese Programme waren im Rogowski-Institut der RWTH Aachen für die MRT- und CT-Untersuchung erstellt worden [50] (Prinzip des Programmaufbaus s. 2.1.3 und 2.4.1).

Für diese Untersuchungen konnte der konventionelle mechanische Sektorschallkopf in einem Schlitten befestigt werden, der von Hand entlang einer Metallschiene verschoben wurde, auf der eine Millimeterskala den Abstand der Schnitte angab. Zwischen den einzelnen Schnitten wurde eine Distanz von 5 mm eingehalten. Unter dieser Vorrichtung wurde im Wasserbad eine Schweineniere an 4 Drähten so aufgehängt, daß ihre Längsachse horizontal verlief und somit parallel zur Bewegungsrichtung des Schlittens. Der Schallkopf ragte mit seiner Spitze in das Wasserbad. 26 US-Schnitte wurden von der Niere angefertigt, indem der Schallkopf über der Niere von deren einem Ende zum anderen geschoben wurde. Alle 5 mm wurde die Bewegung unterbrochen und das betreffende US-Bild durch das Einblenden eines Symbols auf dem Bildschirm für die spätere Rekonstruktion markiert. Die US-Daten wurden gleichzeitig auf Videoband mitgeschnitten. Anschließend erfolgte die Digitalisierung der Videoaufnahme und die Übertragung in den Computer (386-Prozessor).

Dieselbe Vorrichtung wurde derart umgebaut, daß der Schallkopf nun um seine Längsachse – also um eine vertikal stehende Achse – gedreht werden konnte. Auch hier ließ sich der konventionelle Sektorschallkopf fest einfügen. Eine Skalierung mit entsprechender Markierung zeigte an, um wie viele Winkelgrade der Schallkopf von Hand gedreht wurde. Der Schallkopf ragte ebenfalls mit seiner Spitze in das Wasserbad, in dem dieselbe Niere wie beim vorbeschriebenen Experiment an 4 Drähten aufgehängt war. Der Schallkopf wurde zentral über der Niere plaziert, so daß im Längsschnitt- und Querschnittsbild die Niere als Ganzes erfaßt war. Der Schallkopf wurde nun in seiner Vorrichtung von Hand gedreht. Alle 10 Winkelgrade wurde die Drehung unterbrochen und entsprechend dem beschriebenen Experiment das betreffende US-Bild durch die Einblendung eines Symbols am Bildschirm für die spätere Rekonstruktion markiert. 18 Bilder wurden so von der Niere aufgenommen, denn nach einer Drehung um 180° war in dieser Weise die gesamte Niere erfaßt. Auch hier wurden die US-Bilder auf Videoband aufgenommen [50].

Für beide Experimente war die Untersuchungszeit mit ca. 1 min relativ lang, da die Bewegung des Schallkopfes von Hand vorgenommen wurde, die gleichbleibenden Abstände der US-Bilder exakt eingehalten werden mußten und jedes Bild, das später zur Rekonstruktion weiterverarbeitet werden sollte, durch ein Symbol, das durch Tastendruck am US-Gerät auf dem Bildschirm eingeblendet werden konnte, zu markieren war.

Die US-Untersuchungen erfolgten mit dem Gerät Ultramark 5 der Fa. ATL; der Schallkopf hatte eine Frequenz von 5 MHz. Es handelte sich um einen mechanischen Sektorschallkopf mit folgenden Eigenschaften: Der mechanische Sektorschallkopf erzeugt sein Bild nach dem Rotationsprinzip, d. h. 3 Kristalle drehen sich auf einer Kreisbahn, senden dabei kontinuierlich US-Impulse aus und empfangen deren Reflexionen. Über einen Bereich von 90–100° werden in etwa 120 Zwischenstufen die US-Impulse flächenartig abgestrahlt und empfangen. Um eine geometrisch korrekte Darstellung zu gewährleisten, wird der Abstrahlwinkel permanent erfaßt und beim Aufbau der Bildzeile berücksichtigt. Durch die fächerförmige Abstrahlung liegen die Schallstrahlen im Nahbereich näher beieinander als in größerer Darstellungstiefe. Das Schnittbild weist demzufolge eine sektorförmige Schnittbildgeometrie auf. Eine geometrisch korrekte Arbeitsweise ist gewährleistet aufgrund einer festen Zeit-Weg-Beziehung von Abstrahlung und Empfang des US [41] (Abb. 2.1).

2.1.2 Auflösungsvermögen im 2 D-Bild

Ein wichtiges Kriterium zur korrekten Darstellungsweise ist das Auflösungsvermögen, das in jedem einzelnen US-Bild erreicht wird. Als Auflösungsvermögen wird der minimale Abstand von 2 Strukturen bezeichnet, bei dem diese noch als getrennte Strukturen auf dem Bildschirm erkennbar sind. Demnach ist die minimale Auflösung im räumlichen 3 D-Bild an die minimale Auflösung im 2 D-Bild gebunden und kann diese nicht übertreffen.

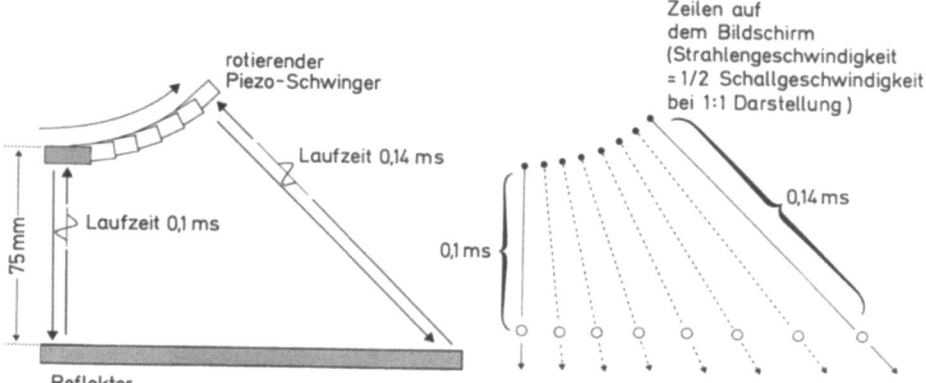

Abb. 2.1. Arbeitsweise eines mechanischen Sektorschallkopfs. Die geometrisch korrekte Darstellung ist durch die Synchronität der Abtast- und Bildzeilen gewährleistet

Man unterscheidet ein *laterales* und ein *axiales* Auflösungsvermögen. Das *axiale* Auflösungsvermögen bestimmt die Diskriminierung von Strukturen in Richtung des Schallstrahls; es ist von der Frequenz des Schallkopfes bestimmt und verbessert sich mit steigender Frequenz. Das *laterale* Auflösungsvermögen gibt die Genauigkeit der Abbildung senkrecht zur Schallebene an und läßt somit eine Aussage zu, ob das US-Bild dem Ideal eines rein zweidimensionalen Schnittes des untersuchten Gewebes entspricht, oder ob eine bereits in geringem Maße räumliche Scheibe abgebildet wird. Dies könnte die 3D-Darstellung selbstverständlich entscheidend stören. Das laterale Auflösungsvermögen wird durch die Fokussierung des Schallstrahls bestimmt. Beim Sektorverfahren lassen sich die großen Einzelkristalle wie Parabolspiegel formen, wobei der Brennpunkt dann dem Fokusbereich entspricht.

Mit Hilfe der Arraytechnik (mehrere Kristalle werden zu einem Array zusammengefaßt: „linear array", „phased array" und „annular array") kann eine optimale Fokussierung durch die exakte elektronische Ansteuerung von Kristallgruppen erreicht werden (Abb. 2.2a–c). Sogar die dynamische Fokussierung wird möglich; d.h. die Zone, in der die Fokussierung erreicht werden soll, kann zum einen in ihrer Größe variiert werden – was wiederum einen schnelleren Bildaufbau erlaubt – und kann zum andern in der Bildtiefe beliebig verschoben werden. Der Vorteil liegt darin, daß die Gewebestrukturen, die von größtem Interesse sind, mit bester Bildschärfe untersucht werden können. Die bessere Fokussiermöglichkeit der Arraytechnik erlaubt eine Minimierung der Auflösung.

Sowohl Sektorschallkopftechnik als auch Arraytechnik werden in der vorliegenden Arbeit zur 3D-Darstellung eingesetzt. In den beschriebenen experimentellen Studien wurde der 5-MHz-Curved-array-Sektorschallkopf der Fa. ATL eingesetzt, mit dessen Hilfe ein laterales Auflösungsvermögen von 0,11 mm im Fokuspunkt 7 cm erreicht wird [42].

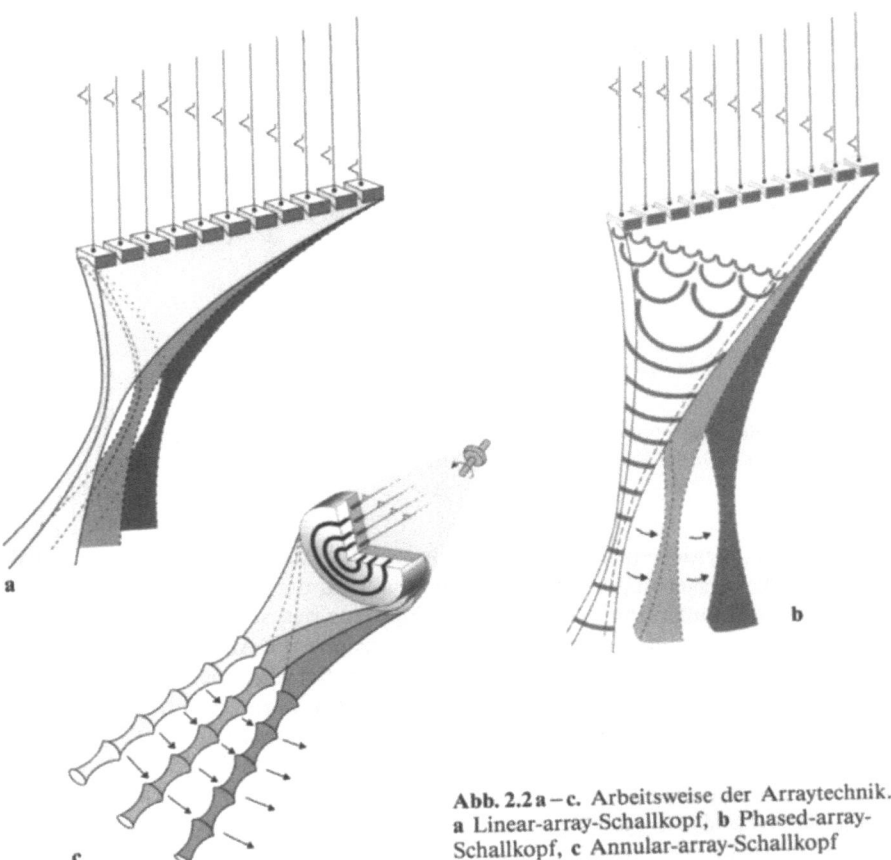

Abb. 2.2 a − c. Arbeitsweise der Arraytechnik.
a Linear-array-Schallkopf, **b** Phased-array-Schallkopf, **c** Annular-array-Schallkopf

2.1.3 Weiterverarbeitung der Ultraschalldaten

Wie beschrieben, wurden die US-Untersuchungen der Schweineniere im Wasserbad auf Videoband mitgeschnitten und die gespeicherten Daten anschließend in den Speicher eines Computers überspielt. Dies geschah unter Zuhilfenahme eines „frame grabber", mit dem jegliche Analoginformation, die auf Videoband gespeichert ist, digitalisiert und somit für den Computer lesbar gemacht werden kann.

Nach der Digitalisierung der US-Daten konnten diese nun im Computer bearbeitet werden. Die in der MRT und CT verwendeten Programme zur Rekonstruktion eines räumlichen Bildes aus parallelen Schnitten wurden für die Berechnungen mit Hilfe eines PC (386-Prozessor) umgerüstet. Die Programme wurden so modifiziert, daß auch die gedrehte Schnittbildfolge räumlich rekonstruiert werden konnte. Als problematisch erwies sich dabei, daß diese Programme lediglich Konturen räumlich darstellen konnten. Doch gerade im US-

Bild treten die Konturen zwischen den unterschiedlichen Geweben nicht besonders hervor. Viele Graustufen gleicher Intensität erscheinen im selben Bild in
unterschiedlichen Geweben. Dies erfordert, die zur Rekonstruktion anstehen-
den Organgrenzen kenntlich zu machen. Am einfachsten kann diese Konturierung mit Hilfe eines Cursors am Computerbildschirm geschehen. Dazu wird
das digitalisierte US-Bild am Computerbildschirm dargestellt, mit Hilfe des
Cursors die Organkontur von Hand auf dem Bildschirm abgefahren und diese
nun überblendete Kontur für die Weiterverarbeitung zum 3 D-Bild gespeichert.
Der übrige Bildinhalt des US-Bildes wird in diesem Fall für die 3 D-Rekonstruktion nicht berücksichtigt.

Prinzip der Programme

Die für die MRT und CT konzipierten Programme setzen voraus, daß die
Halbtonbilder – d.h. die mittels CT, MRT oder Sonographie gewonnen,
Schnittbilder – in *Binärbilder* umgewandelt werden, die aus einer Linie, entsprechend dem Gewebe und einem schwarzen Hintergrund, bestehen. Dies bedeutet, daß nur eine Gewebeart aus jedem Schnittbild weiterverarbeitet werden
kann [1, 2, 4, 5, 12, 18, 20, 31]. Zweckmäßigerweise entspricht diese eine Gewebeart der Kontur des darzustellenden Gewebes. Im Computerprogramm erhält
jeder Bildpunkt dieser Kontur die Zahl 1 und die Bildpunkte des Hintergrunds
bzw. des umliegenden Gewebes die Zahl 0. Es werden also alle Bildpunkte mit
der Zahl 1 dargestellt, und alle Bildpunkte mit der Zahl 0 entfallen. Da sich
in der CT und der MRT die unterschiedlichen Gewebe durch deutliche Unterschiede in den Graustufen des Halbtonbildes unterscheiden, kann durch Vor-
gabe eines Schwellgrauwertes der gewünschten Kontur automatisch die Zahl 1
zugeordnet werden. Wie beschrieben, fällt der Gewebeunterschied im sonographischen Schnittbild nicht entsprechend groß aus; deshalb muß hier die Konturierung mit Hilfe eines Cursors am digitalisierten Bild von Hand vorgenommen werden, um anschließend diese Kontur als Binärbild mit Hilfe der CT-
und MRT-Computerprogramme weiterzuverarbeiten [29, 32, 34]. Nun müssen
die Binärschnitte räumlich geordnet und die fehlenden Schichten durch ein In-
terpolationsverfahren ergänzt werden. Die dreidimensionale Bildmatrix hat
dabei 256·256·256 Bildpunkte (Voxel), so daß ein Speicheraufwand von ca.
2 Megabyte entsteht!
　Jedes einzelne Binärbild kann in Quadrate aufgeteilt werden und als „Quad-
tree" gespeichert werden. Die Vielzahl der Quadtrees kann zu einem dreidimensionalen Schichtmodell zusammengesetzt und als „Baumstruktur" (Oc-
tree) gespeichert werden. Die einzelnen Binärbilder sind in der CT und MRT
parallel, so daß alle Bildpunkte der einzelnen Binärbilder gleich weit voneinander darzustellen sind. Nach diesem Prinzip wurde die parallele US-Schnittbild-
folge, die mit der oben beschriebenen Vorrichtung gewonnen wurde, rekonstruiert. Für die Rekonstruktion der Schnittbildfolge, die durch Drehung der
Schallebene gewonnen wurde, mußten die Programme modifiziert werden, indem nun für jeden Bildpunkt die Lageposition unter Berücksichtigung der

Winkelfunktion entsprechend der Drehung berechnet wurde. Da der Kreismittelpunkt und die Entfernung jedes Bildpunktes zu diesem bekannt ist, kann auch der Abstand der einzelnen Bildpunkte jedes Schnittes durch die Einbeziehung der Winkelfunktion berechnet werden.

Die Konturierung der einzelnen Schnitte der im Wasserbad aufgenommenen Niere war einfach, da die Unterscheidung der Niere zur Umgebung – dem im US echoleer dargestellten Wasser – problemlos gelang [49, 50] (Abb. 2.3). Aus diesen Konturen – 26 durch Parallelverschiebung des Schallkopfes und 18 durch Drehung gewonnenen – wurden die jeweiligen räumlichen Bilder berechnet (Abb. 2.4a, b und 2.5a, b). Eine Rechenzeit von mehreren Stunden war notwendig. Das Ergebnis zeigte dann ein *Ringstrukturbild* des untersuchten Organs, d. h. die einzelnen Konturen wurden in deren räumlicher Lagebeziehung zueinander dargestellt.

Durch großen Rechenaufwand konnte eine geschlossene Oberfläche des untersuchten Organs berechnet werden. Dies geschah, indem der Raum zwischen 2 Konturen unter Zuhilfenahme der vorangegangenen und nachfolgenden Konturen in seinem wahrscheinlichen Aussehen kalkuliert wurde. Es werden also nicht nur die Konturen miteinander zur geschlossenen Fläche verbunden, sondern auch aus dem Verlauf der einzelnen Konturen der wahrscheinliche Verlauf in den auszufüllenden Lücken berechnet [48, 51]. In der CT und MRT kann die Interpolation bewerkstelligt werden, indem zum einen die tendenzielle Entwicklung der Graustufen zwischen 2 Schichten berücksichtigt wird. Durch Schwellwertdiskriminierung wird die binär erfaßte Organgrenze sukzessive verschoben. Zum andern können die Halbtonbilder direkt interpoliert werden; die Konturierung erfolgt erst nach der Interpolation.

Da im US durch die mangelnde Gewebediskriminierung diese Art der Interpolation entfallen muß, kann nur auf den wahrscheinlichen Verlauf in den Zwischenräumen aus der Form der Konturen geschlossen werden. Die Rechenzeit betrug mehr als 20 h.

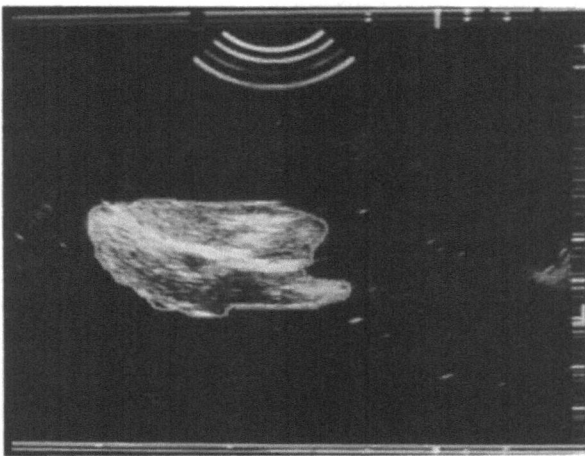

Abb. 2.3. US-Querschnittsbild einer Niere im Wasserbad. Die Kontur der Organoberfläche wird für die 3 D-Ringstruktur herangezogen

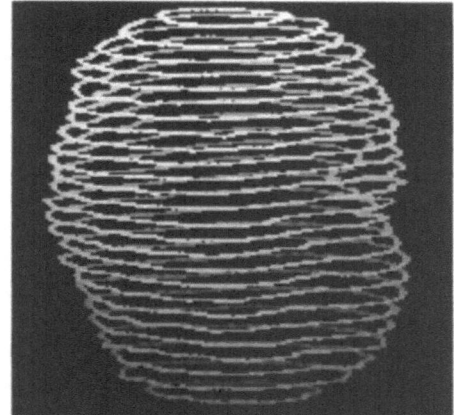

a

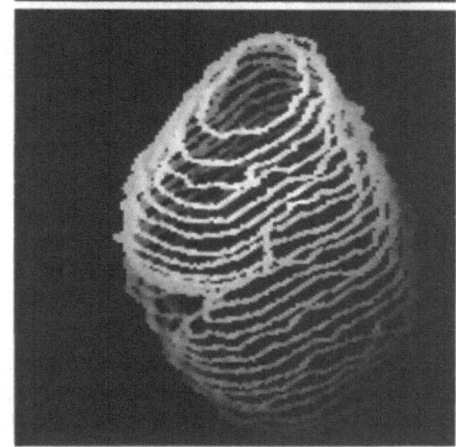

b

Abb. 2.4a, b. Dreidimensionales Bild einer Niere, erreicht durch Parallelverschiebung des Schallkopfes im Wasserbad. Jede einzelne Linie entspricht der Kontur des Organs im originalen US-Bild

Diese experimentellen Studien zeigten, daß die 3D-Darstellung mittels US grundsätzlich möglich war, und erlaubten, die notwendigen technischen Anforderungen zu definieren.

Das Resultat aus den experimentellen Studien läßt sich folgendermaßen zusammenfassen: Die Vorrichtung zur Drehung des Schallkopfes zeigte die Notwendigkeit, einen speziellen 3D-Schallkopf zu konstruieren und zu bauen. Die Videoaufzeichnung des Untersuchungsvorgangs ist umständlich und sollte besser durch einen direkten Zugang vom US-Gerät zum Computer ersetzt werden. Die 3D-Programme müssen speziell auf die Sonographie abgestimmt werden.

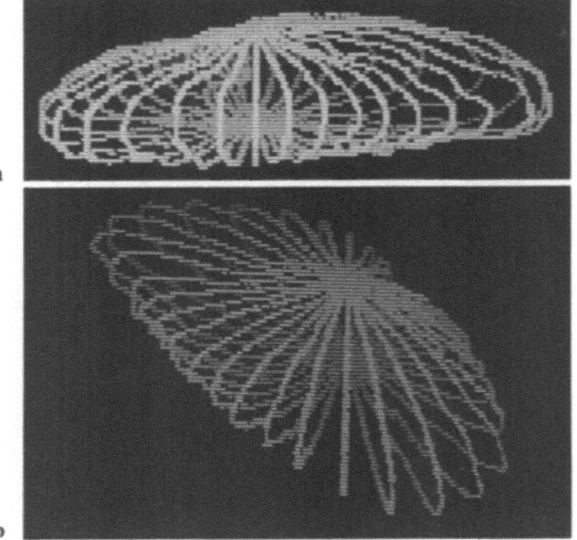

Abb. 2.5a, b. Dreidimensionales Bild einer Niere. Die US-Schnitte sind durch Drehung des Schallkopfs gewonnen

2.1.4 Hardwarevoraussetzungen zur 3D-Ultraschalldarstellung

Folgende technische Voraussetzungen werden zur räumlichen Ultraschalldarstellung benötigt:
1) Ein konventionelles US-Gerät mit einem Videoausgang oder einer digitalen parallelen Computerschnittstelle. Für die Aufzeichnung der US-Daten, die mit Hilfe des Schallkopfes gewonnen werden, wird ggf. ein Videorecorder benötigt;
2) ein zum US-Gerät kompatibler, speziell gebauter 3D-Schallkopf;
3) eine elektronische Steuereinrichtung für den 3D-Schallkopf mit Schnittstelle zum Computer, um die Information der jeweiligen Lageposition des Schallkopfes/Schnittbildes zu übermitteln;
4) ein Computer mit ausreichender Speicherkapazität und mit „frame grabber" sowie entsprechende Computerprogramme zur Speicherung der digitalisierten US-Daten und zur Rekonstruktion zum räumlichen Bild.

Für die 3D-Ultraschalldiagnostik wurden folgende US-Geräte mit eigens dafür gebauten 3D-Schallköpfen verwendet:
1) US-Gerät Ultramark 5 der Fa. ATL, Seattle/WA. Für dieses Gerät ist der Schallkopf zur Vertikaldrehung kompatibel (s. 2.2);
2) US-Gerät AI 5200 der Fa. Dornier Medizintechnik, Germering. Für dieses Gerät ist der Schallkopf zur Horizontaldrehung kompatibel (s. 2.2).

2.2 Technik des 3 D-Schallkopfes

Wie beschrieben, ist die Grundvoraussetzung für eine dreidimensionale Rekonstruktion von untersuchtem Gewebe aus zweidimensionalen US-Schnitten, daß
die dritte Dimension durch die Bewegung der Schnittebene definiert wird. Um
dies zu ermöglichen, muß das räumlich darzustellende Organ durch eine Vielzahl zweidimensionaler US-Schnitte abgebildet werden, die sich in ihrer räumlichen Lage voneinander unterscheiden, wobei die Distanz zwischen den einzelnen Schnitten bekannt sein muß. Dabei ist es zweckmäßig, die Änderung der
räumlichen Lage zwischen den einzelnen Schnitten immer konstant zu halten.
Zu realisieren ist dies am einfachsten durch eine parallele Schnittführung –
wie beschrieben, ist dies in der US-Diagnostik nicht praktikabel – und zum
anderen durch eine Anordnung der Schnitte auf einer Kreisbahn. Das Prinzip
der drehenden Schallebene kann einerseits durch mechanische Drehung des
Schallkopfes, andererseits elektronisch über eine entsprechende Kristallanord-
nung im Array in Kreisform umgesetzt werden.
    Die zweite – sicherlich elegantere Form der Kristallanordnung in der ge-
wünschten geometrischen Beziehung – läßt sich aus technischen Gründen
momentan noch nicht verwirklichen, da sehr große ausladende Schallköpfe
entstehen würden, die kaum mehr in der klinischen Routine einsatzfähig wä-
ren. Die unförmige Größe des Schallkopfes würde in erster Linie auf einer großen Zahl an Kabeln beruhen, da jeder einzelne Kristall über einen direkten Anschluß an das US-Gerät verfügen muß. Bei einer Gesamtzahl von mehreren
hundert Kristallen ist eine Lösung dieses Problems momentan nicht in Sicht.
    Zwei Prinzipien der drehenden Schallebene können unterschieden werden:
1) die Drehung um eine senkrecht, vertikal stehende Drehachse (s. Abb. 1.2)
und 2) um eine horizontale Achse [39, 40, 44, 47, 54,] (Abb. 2.6).

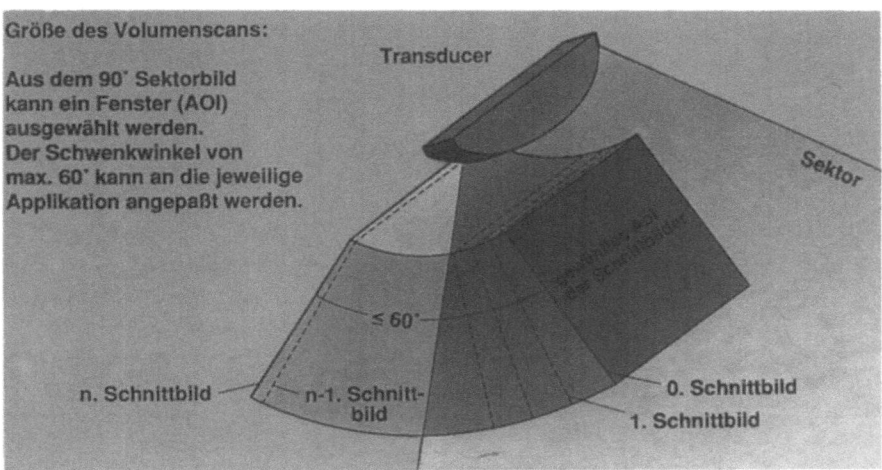

Abb. 2.6. Schemazeichnung zum Prinzip der Horizontaldrehung

2.2.1 Schallkopf zur Vertikaldrehung

Von diesem Schallkopftyp wurden 2 selbstkonstruierte Prototypen ohne Indu-
strieunterstützung gebaut. In der technischen Zeichnung wird der Aufbau
dieses Schallkopftypes deutlich. Die Drehachse des Schallkopfes verläuft in
Schallrichtung (Abb. 2.7–2.9).

Ein konventioneller mechanischer Sektorschallkopf (5-MHz-Curved-array-
Sektorschallkopf der Fa. ATL) wurde in ein neues und in seinen Außenmaßen
entsprechend kaum größeres Gehäuse eingepaßt. Der Sektorschallkopf hat eine Frequenz von 5 MHz, eine Abbildungstiefe von ca. 12 cm und arbeitet nach
der Annular-array-Technik mit dem Vorteil einer sehr guten lateralen Auflösung (0,11 mm) (s. Abb. 2.2c).

Dieser konventionelle Sektorschallkopf hat eine schlanke, länglich ausgezo-
gene Form mit einem Durchmesser von etwa 5 cm und einer Länge von etwa
8 cm. Sein rundes Ende, das zur Untersuchung auf die Haut aufgesetzt wird,
ist konisch geformt, aus dem anderen Ende verläuft das Kabel zum US-Gerät
hin.

Im neuen Gehäuse des 3 D-Schallkopfes befindet sich ein elektrischer
Schrittmotor, der in der Lage ist, den ursprünglichen Schallkopf, über einen
Zahnkranz angetrieben, zu drehen. Dieser Schrittmotor ist in einer vorsprin-
genden Nase des Schallkopfgehäuses untergebracht. Die Drehung des Schallkopfes findet um dessen Längsachse statt. Der Kreismittelpunkt und somit die
Drehachse verlaufen exakt durch das Zentrum der konischen Schallkopfspitze.
Die Drehachse verläuft also in Richtung der abgestrahlten US-Wellen. Somit
schneiden sich alle gewonnenen US-Bilder in einem gemeinsamen Kreismittelpunkt. Durch die elektronische Motorsteuerung wird gewährleistet, daß nach
einer Drehung von 10° die Drehbewegung kurz innehält und das betreffende
Bild durch ein Symbol, das am Bildschirm des US-Gerätes eingeblendet wird,

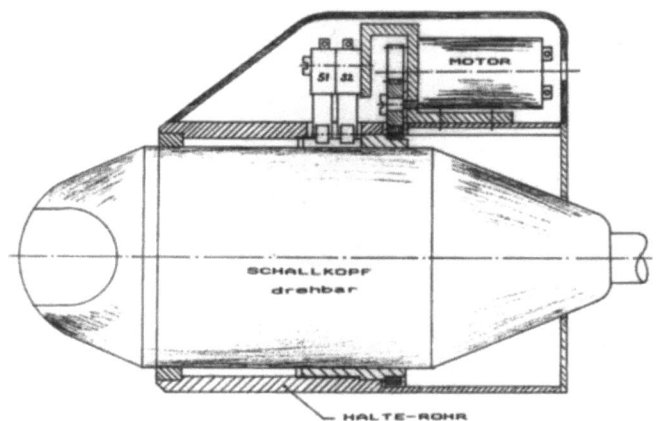

Abb. 2.7. Technische Zeichnung des um die vertikale Achse drehenden 3 D-Schallkopfs

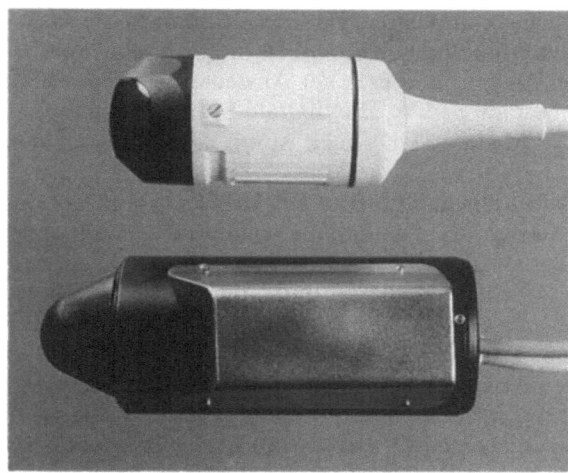

Abb. 2.8. Bild des ersten 3 D-Schallkopfprototyps (*unten*; *oben* ein konventioneller Schallkopf)

gekennzeichnet ist. Nach dem kurzen Arretieren dreht sich der Schallkopf automatisch um 10° weiter.

Nach Erreichen der Drehposition von 180° stoppt der Schallkopf die Bewegung und rotiert auf seine Ausgangsposition zurück. Dadurch wird ein Verdrehen der Kabel verhindert.

Die elektronische Steuerung für den Schrittmotor liegt außerhalb des Schallkopfes in einem größeren Gehäuse. Folgendes Gerät wurde eingesetzt: Positionier-/Schrittmotorsteuerung E 101 der Fa. Stegmann, Donaueschingen.

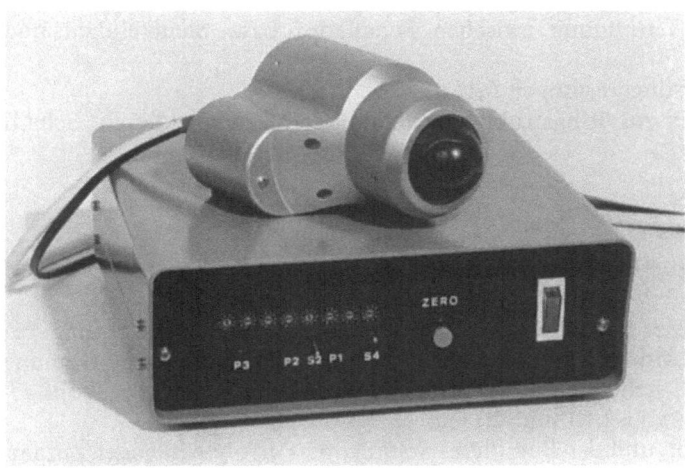

Abb. 2.9. Bild des zweiten 3 D-Schallkopfprototyps

Das Gerät ist mit einer Steuerkarte mit Adapterplatine (Europaformat) ausgestattet. Der Betrieb von bi- und unipolaren Motoren ist möglich, eine Schrittvorwahl von 0 – 999999 ist bei interner und externer Ansteuerung vorgesehen. Der maximale Phasenstrom beträgt 2,55 A, die digitale Stromeinstellung erfolgt in Stufen von 10 mA. Die gesamte Steuerlogik ist mit C-Mos-Bausteinen realisiert.

Der Schallkopf ist neben dem Kabelanschluß an das US-Gerät mit dem Gerät zur Schallkopfsteuerung verbunden. Die Drehbewegung des Schallkopfes wird über einen Fußschalter, der mit der Steuereinheit verbunden ist, ausgelöst. Es besteht keine Verbindung zwischen Schallkopf und Computer bzw. Steuereinheit und Computer. Daher müssen die aufgenommenen US-Schnitte über Videoband gespeichert werden. Das für die Rekonstruktion vorgesehene Bild ist durch das beschriebene Symbol gekennzeichnet. Der Schallkopf benötigt für seine Drehung 12 s. Während der Schallkopfdrehung werden 18 Bilder für die Rekonstruktion durch das eingeblendete Symbol am Bildschirm markiert.

Zusammenfassung der Eigenschaften des 3D-Schallkopfes mit Vertikaldrehung:
- vertikale, senkrecht stehende Drehachse,
- die Drehachse verläuft durch die Schallkopfspitze entlang der Richtung der abgestrahlten Schallenergie,
- alle gewonnenen US-Bilder schneiden sich in einem gemeinsamen Kreismittelpunkt,
- eine Drehung von 180° ist zur Erfassung des gesamten Organs ausreichend,
- 18 Bilder im Abstand von 10° des untersuchten Organs werden für die räumliche Rekonstruktion markiert,
- die Steuerung der Drehbewegung findet über eine außerhalb des Schallkopfes gelegene elektronische Reglereinheit statt,
- Dauer der Drehbewegung 12 s,
- keine direkte Verbindung zwischen Schallkopf bzw. Steuereinheit und Computer,
- laterales Auflösungsvermögen 0,11 mm,
- alle Aufnahmen zur Ringstrukturdarstellung erfolgen mit diesem Schallkopf.

2.2.2 Schallkopf zur Horizontaldrehung

Die Drehachse dieses Schallkopfes verläuft senkrecht zur Schallrichtung.

Auch für die Gewinnung einer Schnittbildfolge, deren Bilder durch Drehung um eine horizontal stehende Achse entstehen, wurde eigens ein Schallkopf gebaut [39, 40, 54] (Abb. 2.10 und 2.11).

Die Konstruktion und der Bau dieses Schallkopfes erfolgte in enger Zusammenarbeit mit der Fa. Dornier Medizintechnik, Germering, auf der Basis des zuvor beschriebenen Schallkopftyps.

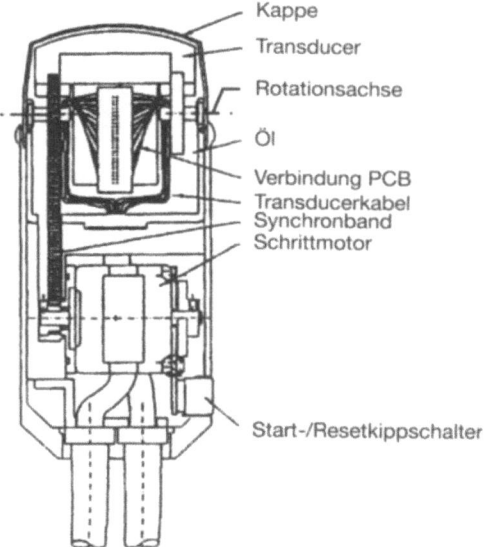

Kappe
Transducer
Rotationsachse
Öl
Verbindung PCB
Transducerkabel
Synchronband
Schrittmotor

Start-/Resetkippschalter

Abb. 2.10. Technische Zeichnung des um eine horizontale Achse drehenden 3 D-Schallkopfs

Der Kristall mit entsprechender Halterung und dazugehöriger Kabelverbindung zur Weiterleitung der Information an das US-Gerät werden aus dem konventionellen Schallkopf übernommen. Diese aus 128 Einzelkristallen bestehende Kristalleinheit entspricht einem Curved array mit dessen Vorteilen der dynamischen Fokussierung und somit minimaler lateraler Auflösung von 0,2 mm (s. Abb. 2.2).

Die Frequenz beträgt 5 MHz und erlaubt eine Abbildungstiefe von 18 cm bei optimaler axialer Auflösung. Das gesamte Array mit Kabelhalterung wurde

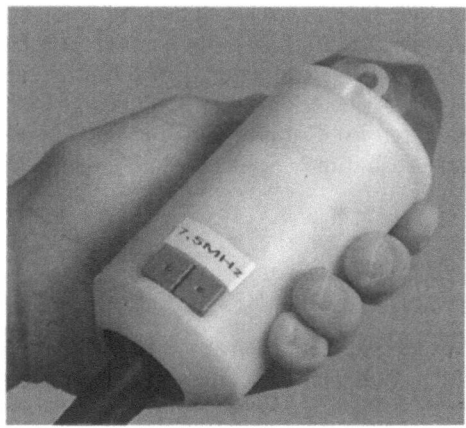

Abb. 2.11. Bild des um eine horizontale Achse drehenden 3 D-Schallkopfes

auf einer horizontal stehenden, d. h. senkrecht zur abgestrahlten US-Energie verlaufenden Achse gelagert. Diese Achse kann nun über einen Gummiriemen mit Hilfe eines elektrischen Schrittmotors angetrieben werden. Der Schrittmotor ist oberhalb des Kristalls im kreisrunden Schallkopfgehäuse untergebracht. Daraus resultiert eine Pendelbewegung des Arrays. Die technische Zeichnung (s. Abb. 2.10) erläutert das Bauprinzip dieses Schallkopfes.

Dieser Schrittmotor wird von einer elektronischen Steuereinheit reguliert, die außerhalb des Schallkopfes liegt und sowohl mit diesem als auch mit dem Computer über Kabel verbunden ist.

Die Drehbewegung kann maximal 60° betragen. Dies bedeutet eine Drehung von 30° nach beiden Seiten von der durch das Schallkopfzentrum verlaufenden Senkrechten und entspricht einer Pendelbewegung. Dabei wird das untersuchte Volumen ähnlich dem Prinzip des beliebten Kinderspieles „Daumenkino" durchgeblättert: Durch rasches Durchblättern eines Buches mit dem Daumen erscheinen die Figuren, die auf den einzelnen Bildseiten gezeichnet sind, lebendig. Sie bewegen sich, und es entsteht der Eindruck des Räumlichen und der Bewegung. Ähnlich wird hier verfahren.

Der Winkel für die Pendelbewegung kann über die Schallkopfsteuereinheit beliebig eingeschränkt werden. Während seiner Bewegung ist der Schallkopf in der Lage, maximal 60 US-Bilder in gleichem Winkelabstand zueinander aufzunehmen. Der Schallkopf kann also einen Volumenscan von maximal 60° mit 60 Bildern abtasten. Der Schallkopf stoppt in der vorher durch Angabe des Winkels definierten Bewegung 60mal für den Bruchteil einer Sekunde, um das jeweilige US-Bild aufzunehmen. Durch entsprechende Schaltung der Steuereinheit wird dieses „real-time" im Computer gespeichert. Auch bei einer Pendelbewegung von nur 20° können 60 Bilder aufgenommen werden.

Die Auslösung und das Stoppen der Bewegung sind durch den elektrischen Schrittmotor gewährleistet und nicht durch eine mechanische Schaltung wie beim zuvor beschriebenen Schallkopf zur Vertikaldrehung. Für die gesamte Pendelbewegung einschließlich der Übertragung der 60 Bilder in den angeschlossenen Computer benötigt der Schallkopf ca. 5 s.

Am Schallkopf selbst sind 2 elektronische Schalter angebracht, so daß die gesamte Steuerung von hier aus durch die Hand des Untersuchers erfolgen kann. Ein roter Schalter löst die Pendelbewegung aus, über einen grünen Schalter kann die definitive Übernahme der gewonnenen US-Schnitte zur räumlichen Rekonstruktion bestätigt werden. Bei Nichtbetätigung des grünen Schalters werden die aufgenommenen Daten im Computer sofort wieder gelöscht. Somit kann bei nicht gelungenen Aufnahmen Speicherplatz eingespart werden.

Zusammenfassung der Eigenschaften des 3 D-Schallkopfes mit Horizontaldrehung:

- horizontale, senkrecht zur Schallrichtung stehende Drehachse,
- die gewonnenen US-Bilder schneiden sich nicht in einem gemeinsamen Kreismittelpunkt,

- die Pendelbewegung des Schallkopfes zur Aufnahme des Volumenscans kann bis maximal 60° gewählt werden – Prinzip des „Daumenkinos",
- maximal 60 Bilder, verteilt auf das gewählte Pendelvolumen, stehen für die räumliche Rekonstruktion zur Verfügung,
- die Steuerung der Schallkopfbewegung findet über eine außerhalb des Schallkopfes gelegene elektronische Reglereinheit statt,
- Dauer der Pendelbewegung 5 s,
- direkte Verbindung zwischen Schallkopf bzw. Steuereinheit und Computer,
- alle Steuerbefehle über Schalter am Schallkopf auslösbar,
- laterales Auflösungsvermögen 0,2 mm,
- alle Aufnahmen zur transparenten 3D-Darstellung erfolgen mit diesem Schallkopf.

2.2.3 Fehlermöglichkeiten

Es kommen 2 durch den Schallkopf bedingte Fehler in Betracht: 1) ein Fehler durch das laterale Auflösungsvermögen und 2) ein weiterer Fehler durch eine mögliche ungenaue Schallkopfdrehung.

Durch die Wahl der beschriebenen Schallkopftechnik wurde versucht, den Fehler, der durch das laterale Auflösungsvermögen entsteht, gering zu halten. Das laterale Auflösungsvermögen der ersten beiden gebauten Schallköpfe zur Vertikaldrehung (Annular-array-Technik, Sektorschallkopf) wird vom Hersteller mit 0,11 mm angegeben. Das laterale Auflösungsvermögen des Schallkopfes zur Horizontaldrehung (Curved-array-Technik) beträgt ebenfalls 0,10 mm.

Dieser Fehler geht mit jedem gewonnenen Bild in die Berechnung mit ein. Insbesondere ist durch die Tatsache, daß sich alle US-Bilder, die mit dem Schallkopf zur Vertikaldrehung aufgenommen wurden, in einem Kreismittelpunkt schneiden, in diesem Mittelpunkt ein relativ großer Fehler zu erwarten.

Auch ist die laterale Auflösung dieses Schallkopfes minimal schlechter im Vergleich zum Schallkopf zur Horizontaldrehung, bei dem darüber hinaus die Überlappung der Schnitte im Kreismittelpunkt entfällt.

Der Fehler durch eine evtl. ungenaue Schallkopfführung ist beim Schallkopf zur Vertikaldrehung geringfügig höher einzuschätzen als beim Schallkopf zur Horizontaldrehung, da der Abstand zwischen den US-Schnitten beim 1. Schallkopf durch eine Mechanik vorgenommen wird, während dies im 2. Fall durch eine elektronische Steuerung geschieht, welche erlaubt, genauere Abstände festzulegen.

Da eine mathematische Fehlerberechnung durch die Vielzahl der Fehlermöglichkeiten in jedem einzelnen gewonnenen US-Schnitt nicht möglich ist – es kann auch nicht abgeschätzt werden, ob sich die Fehler bei der Gewinnung jedes einzelnen Schnittbildes addieren, multiplizieren, potenzieren oder gar gegenseitig aufheben –, wurden mit den Schallköpfen bei den experimentellen Untersuchungen Vergleichsmessungen sowie Untersuchungen an einem Phantom durchgeführt. Die experimentellen Untersuchungen zeigten, wie exakt die 3D-Abbildungsweise gelingt. Das Vermessen der im Wasserbad untersuchten

Nieren und deren 3 D-Bild ergab eine Übereinstimmung der Außenmaße im 0,5-mm-Bereich, wobei der Meßfehler durch Anlegen eines Lineals an das anatomische Präparat zu beachten ist.

In dem untersuchten Phantom befinden sich geometrische Strukturen unterschiedlicher Größe und unterschiedlichen Abstands zueinander (zwischen mehreren mm und 0,1 mm). Dieses Phantom wurde mit dem horizontal drehenden Schallkopf untersucht und das räumliche Bild berechnet und dokumentiert, welche Strukturen darzustellen waren. Dies erlaubt eine Aussage, welche Größe und welcher Abstand mit dem hier beschriebenen neuen Verfahren darstellbar ist. Die im Phantom darzustellenden Figuren unterscheiden sich minimal um 0,1 mm und sind zwischen 0,3 und 6 mm groß. Mit Hilfe des Schallkopfes zur transparenten Darstellungsweise – nur mit Hilfe dieses Verfahrens wird diese Untersuchung der kleinsten Strukturen sinnvoll, da eine Konturierung unterbleibt – konnten im räumlichen Bild alle Figuren dargestellt werden (s. 2.6).

2.3 Gerätetechnologie

2.3.1 Computertechnik

Für die digitale Speicherung und Bearbeitung der US-Schnitte zum 3 D-Bild stand ein 486-Computer mit folgenden Eigenschaften zur Verfügung:
- i 860-Intel-86486-Computer mit 33 MHz Taktfrequenz,
- 32 MByte RAM,
- Harddisk 338 MByte,
- 2 Diskettenlaufwerke für 3 1/2-Zoll- und 5 1/4-Zoll-Disketten,
- Optical-disk-Laufwerk 1000 MByte,
- 16 Zoll hochauflösende VGA-Graphikkarte, 70-Hz-Bildwiederholungsfrequenz mit Non-interlaced-Darstellung, Auflösung 1024·786,
- Dos 5.0 Programme in inC/Sampler.

Dieser Computer ermöglicht es, die umfangreichen Rechenoperationen zur Berechnung des räumlichen Bildes in sehr kurzer Zeit vorzunehmen. Eine Real-time-Übertragung der US-Daten simultan zur Untersuchung, wie es bei der Datenaufnahme mit Hilfe des horizontal drehenden Schallkopfes erfolgen muß, ist möglich. Dabei ist zu beachten, daß jedes der 60 US-Bilder ca. 500 kByte Bildinformation beinhaltet!

2.3.2 Schallkopfsteuerungstechnik

Schallkopfsteuerungstechnik für den Schallkopf zur Vertikaldrehung

Der Motor des Schallkopfes ist über ein Kabel mit der Steuerungseinheit verbunden. Diese Steuerungseinheit hat keine weitere Verbindung zum Computer, lediglich zum US-Gerät, um nach der erfolgten Drehung des Schallkopfes um 10° das Symbol am Bildschirm einzublenden, das das betreffende US-Bild zur Rekonstruktion kennzeichnet.

Die sehr einfach konzipierte Steuerung wird durch einen Fußschalter aktiviert. Der Schallkopf beginnt mit einer Drehbewegung. Diese stoppt nach 10°, das dabei entstehende Bild wird durch Weitergabe eines Impulses an das US-Gerät gekennzeichnet, was die beschriebene Einblendung eines Symbols am Bildschirm zur Folge hat. Die Unterbrechung der Drehbewegung erfolgt nur für den Bruchteil einer Sekunde, das Steuergerät läßt den Schallkopf, vom elektrischen Schrittmotor angetrieben, um weitere 10° drehen. Nach Erreichen der Position von 180° in den 18 Teilschritten wird die Drehbewegung beendet und der Schallkopf rotiert automatisch auf seine Ausgangsposition zurück.

Schallkopfsteuerungstechnik für den Schallkopf zur Horizontaldrehung

Die Steuerungstechnik für diesen Schallkopf ist komplexer als die des vertikal drehenden Schallkopfes. Die Steuerungseinheit ist mit dem Schallkopf und dem angeschlossenen Computer verbunden. Somit können im Computer die Parameter zur Schallkopfdrehung festgelegt werden: Ausmaß der Pendelbewegung in Winkelgrad (zwischen 1 und 60°), Anzahl der gewünschten Bilder in diesem Untersuchungsvolumen (maximal 60 Bilder) und die Eindringtiefe des Schallkopfes. Diese Daten werden dann an die Schallkopfsteuerung weitergegeben und von dort der elektrische Schrittmotor aktiviert. Durch entsprechenden Datenfluß vermag die Schallkopfsteuerung zu jedem im Computer gespeicherten Real-time-US-Bild die exakte Lageposition im Raum als Koordinaten festzulegen, so daß für die räumliche Rekonstruktion zu jedem US-Bild die entsprechenden Raumkoordinaten feststehen. Die Schallkopfsteuerung ist also zwischen Computer und Schallkopf geschaltet. Vor Aktivierung der 3D-Aufnahme ist die Kristallaufhängung im Schallkopf in neutraler Nullstellung, also senkrecht nach unten, gerichtet. Nach Aktivierung der 3D-Untersuchung wird das Kristall array in die maximale Auslenkung nach einer Seite gebracht und scannt von hier den vorgesehenen Winkel ab. In diesem Verlauf wird die angegebene Anzahl an US-Bildern aufgenommen und „real time" im Computer digital gespeichert.

2.3.3 Technik der Ultraschallgeräte

Ultraschallgerät für die Untersuchungen zur Vertikaldrehung der Schallebene

Ultramark 5 der Fa. ATL, Seattle/WA, Solingen.
Betriebsarten:
− 2D-Bildsektor,
− M-Mode,

- CW-Doppler,
- 2 D-Bild linear,
- Pulsdoppler.

Grauskala: 2 D: 64 Stufen, M-Mode: 16 Stufen, Doppler: 16 Stufen.
Scanconverter: 512·512·6 Bit.
Gesamtverstärkung: 90 dB.
Bildverarbeitung: Konturverstärkung, Glättung, dynamischer Bereich, Echounterdrückung, Grauskala.
Schallkopf: „annular array" 3,5 und 5 MHz mit dynamischer Fokussierung, empfangsseitig multizonal mitlaufend, sendeseitig bis zu 6 Zonen lange Fokussierung wählbar.

Ultraschallgerät für die Untersuchungen zur Horizontaldrehung der Schallebene

AI 5200 der Fa. Dornier Medizintechnik, Germering.
Betriebsarten:
- 2 D-Bildsektor,
- 2 D-„curved array",
- Pulsdoppler,
- 2 D-Bild linear,
- M-Mode,
- CW-Doppler.

Grauskala: 2 D: 128 Stufen, M-Mode: 128 Stufen, Doppler: 128 Stufen, Scanconverter: 512·512·8 Bit.
Bildfrequenz: maximal 42 Bilder/s.
Gesamtverstärkung: 120 dB.
Postprocessing: Gammakorrektur, 5 Stufen.
Bildverarbeitung: Konturverstärkung, Glättung, dynamischer Bereich, Echounterdrückung, Grauskala.
Schallkopf: „curved array" 3,5 – 10 MHz mit dynamischer Fokussierung, empfangsseitig multizonal mitlaufend, sendeseitig bis zu 6 Zonen lange Fokussierung wählbar.
   Datenverarbeitung: 80386-Prozessor, 16 Bit; Taktfrequenz 12 MHz. 40-MB-Festplatte, IBM-AT-kompatibel, Schnittstellen RS232, IBM-Printerboard (Centronics).

2.4 Computersoftware zur 3 D-Rekonstruktion

Die Definition eines dreidimensionalen Basiskoordinatensystems ist Voraussetzung für die räumliche Rekonstruktion. Üblicherweise wird dazu ein rechtwinkliges, kartesisches Koordinatensystem gewählt. Die Lage der einzelnen

Schnittbilder und die Orientierung des 3D-Bildspeichers sind in diesem Koordinatensystem festgelegt.

Der 3D-Bildspeicher, in den die zweidimensionalen Schnittbilder transformiert werden, kann als Würfel aufgefaßt werden, in dem die Bildpunkte zeilen-, spalten- und ebenenweise angeordnet sind. Die Transformation jedes einzelnen Bildpunktes aus den zweidimensionalen Schnittbildern in den dreidimensionalen Raum wird gemäß seiner räumlichen Zugehörigkeit durchgeführt. Dabei wird die räumliche Position jedes Bildpunktes bezüglich des definierten dreidimensionalen Koordinatensystems aus seiner Lage im Schnittbild und aus der Ausrichtung dieser Schnittebene berechnet. Basis hierfür sind Grundoperationen der Vektorrechnung.

2.4.1 Prinzip der 3D-Programme

Durch eine entsprechende Schallkopfführung werden zweidimensionale US-Schnitte gewonnen, die sich in ihrer räumlichen Lage voneinander unterscheiden und in ihrer Gesamtheit einen dreidimensionalen Ausschnitt aus dem menschlichen Körper ergeben. Zwischen allen US-Schnitten besteht eine bekannte Beziehung im Raum, d. h. der Unterschied von Schnitt zu Schnitt ist mathematisch auszudrücken und zu berechnen. Die grundlegenden Ansatzpunkte, die für diesen Vorgang der Bearbeitung einzelner US-Schnitte bis zur Zusammensetzung des räumlichen Körpers notwendig sind, sollen hier vereinfacht aufgezeigt werden.

Um dreidimensionale Körper auf einem Bildschirm darstellen zu können, müssen sie in ein zweidimensionales Abbild zurückgeführt werden, denn der dreidimensionale Bildschirm ist noch nicht realisiert, wenn sich auch in der Holographietechnik theoretische Ansätze hierfür abzeichnen. Die Lösung dieses Problems muß über die Projektion eines räumlichen Körpers in eine zweidimensionale Ebene erfolgen, wie z. B. die Projektion einer dreidimensionalen Welt beim Photographieren auf einen zweidimensionalen Film.

Es müssen also 2 grundsätzliche Schritte realisiert werden:
1) Das Zusammensetzen vieler einzelner zweidimensionaler Schnitte eines räumlichen Körpers zu einem fiktiven dreidimensionalen Objekt und anschließend
2) die Projektion und Rückführung eines dreidimensionalen Objekts in eine zweidimensionale Figur auf dem Computerbildschirm, wobei die 3. Dimension dem Auge durch Ausnutzung von Effekten der Projektion und Perspektive vorgetäuscht wird.

Hieraus wird ersichtlich, daß Rechenoperationen am zweidimensionalen Objekt von entscheidender Bedeutung für eine dreidimensionale Simulation sind. Daher soll zuerst auf die notwendigen zweidimensionalen Rechenoperationen eingegangen werden.

Zweidimensionale Darstellung von Objekten und Manipulation derselben

Voraussetzung ist die Definition von dargestellten Figuren in einem Koordinatensystem. Der Bildschirm eines Rechners setzt sich aus einer Vielzahl einzelner Punkte zusammen, die alle durch eine x- und y-Koordinate festgeschrieben sind; der Punkt als kleinste Graphikeinheit baut alle Figuren auf. Linien – zusammengesetzt aus Punkten – lassen sich durch eine Geradengleichung definieren, die im Koordinatensystem durch eine Steigung und einen Schnittpunkt mit der y-Achse festgelegt ist. Andere geometrische Figuren wie Kreis und Ellipse werden durch einen oder mehrere Radien definiert. Diese festen Bezugsgrößen im Koordinatensystem jedes einzelnen Punktes oder ganzer geometrischer Objekte sind notwendig, um Manipulationen wie Verschiebungen, Vergrößerungen, Verkleinerungen oder Drehungen – also Transformationen – vornehmen zu können. Um diese komplexen mathematischen Manipulationen ausführen zu können, ist es sinnvoll, jeden einzelnen Punkt durch eine Matrix zu definieren, wobei vereinfacht die Koordinaten des Punktes gleichzeitig seine (1,2)-Matrix darstellen [7]. Die Matrixrechnung erleichtert in erster Linie das spätere Rechnen im Raum.

Unter *Matrix* wird eine rechteckige Anordnung verschiedener Zahlen, die einen Punkt definieren, verstanden. Eine Matrix setzt sich somit aus Zeilen (waagrechte Reihe) und Spalten (senkrechte Reihe) zusammen. Beispiel einer (2,3)-Matrix mit 2 Zeilen und 3 Spalten:

$$
\begin{matrix}
2 & 4 \\
6 & 8 \\
1 & 3
\end{matrix}
$$

Zwischen Matrizen können Rechenoperationen wie Addition, Subtraktion und Multiplikation durchgeführt werden, vorausgesetzt die Anzahl der Spalten der Matrizen sind identisch:

$$
\begin{matrix}
1 & 4 & 7 \\
2 & 5 & 8 \\
3 & 6 & 9
\end{matrix}
\qquad
\begin{matrix}
2 & 1 \\
4 & 3 \\
6 & 5
\end{matrix}
$$

Soll nun ein durch eine Matrix definiertes Objekt transformiert werden, so kann die Matrix mit einer sog. Transformationsmatrix multipliziert werden. Je nach Zusammensetzung der Transformationsmatrix wird das neu entstehende Bild, verzerrt in y- oder x-Achse, proportional vergrößert oder durch Einführung von Winkelfunktionen in Matrixform gedreht. Insbesondere bei der Rotation eines Bildes wird der Koordinatenschnittpunkt als Nullpunkt festgelegt.

Damit eine *Rotation um einen beliebigen Drehpunkt* ermöglicht wird, kann der Schnittpunkt des Koordinatensystems in diesen Drehpunkt verschoben werden – eine Translation wird durchgeführt. Einfach ist die Translation eines Punktes, eine 2spaltige und 2zeilige Translationsmatrix ist erforderlich. Zur komplexen Translation eines ganzen Objektes wird allerdings eine 3spaltige und 3zeilige Translationsmatrix notwendig, was durch Einführung sog. homogener Koordinaten ermöglicht wird. Somit werden auch im zweidimensionalen

Bild alle Punkte nicht mehr durch 2, sondern durch 3 Koordinaten festgelegt. Die neu eingeführte 3. Koordinate existiert also in Wahrheit nicht und erleichtert lediglich die Rechenfunktion. Damit wird gleichzeitig die Möglichkeit der Rechnung in einer 3. Dimension eröffnet.

Mit einer Transformationsmatrix läßt sich alles erfassen, was mit einem Punkt an Manipulationen geschehen soll [17]. So können z. B. durch Addition einer Sinusfunktion − in Matrixschreibweise ausgedrückt − zu den Matrizen einzelner Punkte eines rechteckigen Graphikblocks bizarre Verformungen des Rechteckblocks am Bildschirm erreicht werden.

Dreidimensionale Rechenoperationen

Das Koordinatensystem der Zweidimensionalität mit den senkrecht aufeinanderstehenden x- und y-Koordinatenachsen wird durch die 3. Achse, die z-Achse, die auf den beiden anderen Achsen ebenfalls senkrecht steht, ergänzt. Man unterscheidet 2 Möglichkeiten, nämlich das Rechtssystem, d. h. die z-Achse ragt aus der Zeichenebene heraus, und das Linkssystem mit in die Zeichenebene hineinragender z-Achse. Mathematisch unterscheiden sich diese Systeme im Vorzeichen der z-Koordinaten.

Das Darstellen von räumlichen Objekten in der Computergraphik macht das gleichzeitige Vorhandensein zweier Koordinatensysteme notwendig: das „Weltkoordinatensystem" mit beliebigem Nullpunkt, in dem das räumliche Objekt durch seine 3 Koordinaten definiert ist und das „Bildkoordinatensystem" mit lediglich 2 Koordinatenachsen zur Definition des Rechnerbildschirms, wobei der Nullpunkt in der unteren oder oberen linken Bildschirmecke liegt [6, 55]. Eine Umwandlung vom ersten in das zweite Bezugssystem wird notwendig, hierbei spielen die oben beschriebenen Rechenoperationen wie Transformation und Translation eine wichtige Rolle.

Im Gegensatz zu den zweidimensionalen Rechenoperationen kommt die dreidimensionale Darstellung nicht mehr mit Berechnung von Konturelementen wie Linien, Kreisen oder anderen Kurvenzügen aus, sondern benötigt Flächen, die durch die beschriebenen Konturen begrenzt werden [26]. Nur so können viele Probleme der Darstellung wie z. B. das Eliminieren von verdeckten Linien und Flächen gelöst werden. Eine Vielzahl dieser Flächen wiederum setzen sich zu einem räumlichen Objekt zusammen. Ein baumartiges Datensystem der räumlichen Berechnung führt also zum Ziel der dreidimensionalen Darstellung. Das fertig errechnete Objekt kann in einer Objektbibliothek gespeichert werden und steht von dort aus für weitere Manipulationen wie Rotation, Verschieben, Verkleinern oder Vergrößern zur Verfügung.

Eine entscheidende Grundlage zur Berechnung des dreidimensionalen Objekts stellt die *Vektorrechnung* dar. Ein Vektor ist durch 2 Angaben definiert, die Richtung und die Länge. Seine Lage im Raum bleibt dabei unberücksichtigt. Mathematisch kann ein Vektor durch 3 Koordinaten angegeben werden. Diese 3 Koordinaten definieren die Spitze des Vektors und setzen voraus, daß dessen Ursprung im Koordinatennullpunkt liegt. Durch diese Schreibweise kann der Vektor als eine Art Matrix angesehen werden und die beschriebenen Rechenoperationen ermöglichen. Vorteilhaft in der Vektordarstellung ist, daß Ebenen ebenfalls durch Vektoren zu definieren sind. Zur Flächenberechnung im Raum erscheint dies sinnvoll.

Um nun den aufgeführten 2. Punkt zu realisieren, nämlich die Rückführung des berechneten räumlichen Objekts in eine zweidimensionale Darstellungsweise auf dem Bildschirm, müssen die 3 Koordinaten eines Punktes im Raum auf 2 in der Ebene reduziert werden. Dieser Vorgang wird durch die Projektion einer Welt auf eine Ebene festgelegt, wie oben im Beispiel des Photographierens aufgeführt wurde. Ein im zweidimensionalen Koordinatensystem definierter Punkt läßt sich leicht mit 3 Koordinaten, also dreidimensional definieren, indem die 3. hinzukommende z-Koordinate gleich Null gesetzt wird. Entsprechend kann sehr vereinfacht eine Translationsmatrix erweitert bzw. reduziert werden. Somit ist der Übergang von einem in ein anderes System geschaffen worden.

Grundsätzlich können 2 Projektionsarten als Darstellungsmöglichkeit räumlicher Strukturen auf dem zweidimensionalen Bildschirm angewandt werden:
- die Parallelprojektion und
- die Zentralprojektion.

Die *Parallelprojektion* kann relativ einfach bewerkstelligt werden, indem die z-Koordinate entfällt, also wie beschrieben gleich Null gesetzt wird. Vor diesem Schritt wird noch eine vorgesehene Rotation des Körpers ausgeführt, um von ihm verschiedene Ansichten zu erhalten. Nachteilig ist bei dieser Projektionsart, daß unser Auge den abgebildeten Körper nicht unbedingt als reales räumliches Objekt erkennt, da eine perspektivische Verzerrung nicht berücksichtigt wird.

Genau dieses Phänomen findet aber Berücksichtigung bei der *Zentralprojektion*. Durch Einführung eines Fluchtpunktes, der an der Stelle des Betrachters plaziert ist, ist ein realistisches räumliches Erkennen möglich. Als gedankliches Modell mag dazu folgendes dienen: Als Betrachter verschiedener Gegenstände schaut man durch eine Glasscheibe hindurch. Der eigene Standpunkt ist dabei der Fluchtpunkt. Alle durch die Glasscheibe hindurchfallenden Bilder oder „Strahlen" werden von der Scheibe zurückgehalten und sind auf ihr als zweidimensionales Bild dargestellt. Im Gegensatz zur Parallelprojektion, bei der in diesem Gedankenmodell alle durch die Scheibe hindurchfallenden Strahlen parallel verliefen und ein perspektivisches Erkennen erschwerten — für das menschliche Auge vereinen sich 2 parallele Linien in sehr weiter Entfernung —, sind bei der Zentralprojektion diese Strahlen divergent. Die Umrechnung aller Punkte von ihrer tatsächlichen räumlichen Lage in ein zweidimensionales perspektivisches Bild erfolgt durch Berücksichtigung des Fluchtpunktes und durch entsprechende Multiplikation der Koordinate mit der Translationsmatrix.

Schwieriger als eine Drehung im zweidimensionalen Bild wird eine *Drehung im Raum*, da ein Punkt, um den gedreht werden soll, zur Definition nicht mehr ausreicht, sondern eine Drehachse bestimmt werden muß. Zur Vereinfachung des Rechenvorgangs wird dabei als Achse jeweils die x-, y- und z-Koordinatenachse gewählt und der zu drehende Körper nacheinander einzeln um diese Achsen gedreht. Nach erfolgter Rotation wird nun das im Raum veränderte Bild entsprechend der Zentralprojektion in ein zweidimensionales Bild für die Bildschirmdarstellung umgerechnet.

Das bislang Hergeleitete bezieht sich auf die räumliche Simulation von Objekten im zweidimensionalen Bild unter Berücksichtigung des Fluchtpunkts mit entsprechender Projektion, so daß dem Auge zwar ein zweidimensionales Bild gezeigt wird, dieses aber als dreidimensional erkannt wird. Dabei ist das Objekt immer so gestaltet, daß es durchsichtig erscheint, d. h. verdeckte, dem Beobachter abgewandte Seiten kommen mit zur Darstellung. Dies setzt voraus, daß lediglich Konturen eines Objektes räumlich dargestellt werden und der Inhalt dieses Körpers leer ist. Die umschlossene Fläche bzw. das Volumen der Konturen ist ohne inhaltliche Information. Auf die US-Darstellung bezogen bedeutet dies, daß lediglich die Kontur eines räumlich zu rekonstruierenden Objekts dargestellt wird. Aus dem ursprünglichen US-Bild muß also zuerst ein sog. Binärbild erzeugt werden, das als Information lediglich die Kontur des betreffenden Organs beinhaltet. Das dreidimensionale Gebilde erscheint als Drahtmodell oder Ringstrukturbild.

Eine dreidimensionale Diagnostik kann sich auf eine Darstellung von Oberflächen belaufen. Um auf die Möglichkeit kurz einzugehen, daß die Konturen einzelner Organschnitte mit Inhalt der originalen US-Information programmäßig verarbeitet werden können, sei folgendes noch ausgeführt: Es muß das Problem gelöst werden, daß verdeckte Linien und Flächen auch tatsächlich zur Verdeckung kommen. In diesem Zusammenhang ist dann aber eine Darstellung von geschlossenen Oberflächen des räumlich gezeigten Organs sinnvoll, da das Drahtmodell eine Durchsicht auf die Rückseite des Modells impliziert. Es muß also zuerst aus dem Drahtmodell ein Objekt mit geschlossener Oberfläche entstehen. Dies gelingt mit Algorithmen, die den Raum zwischen 2 Konturen schließen, indem sie aus den davor- und den dahinterliegenden Konturen auf den wahrscheinlichen Verlauf zwischen den betreffenden Konturen schließen [1, 4, 7, 14, 19, 20, 28, 34, 35, 57, 58].

Programmäßig läßt sich das Problem der verdeckten Linien und Flächen lösen, indem alle z-Werte als Flächen, die parallel zur x-y-Ebene liegen, gedacht werden. Indem nun die Graphik auf dem zweidimensionalen Bildschirm von hinten, d. h. von der Stelle, die dem Betrachter am entferntesten liegt, nach vorn aufgebaut wird, erfolgt das Löschen aller z-Flächen, die zuvor aufgezeichnet wurden. Am Schluß steht noch die z-Fläche, die der Betrachter als Außenansicht auch tatsächlich wahrnehmen kann. Der hierfür notwendige Algorithmus ist unter dem Namen „painters algorithm" bekannt.

Das Problem verdeckter Linien und Flächen in objektorganisierten Welten läßt sich auch durch eine sog. Flächenrückenunterdrückung lösen. Das bedeutet, daß Außenflächen eines Objekts numeriert werden und entsprechend den Nummern im Algorithmus als sichtbar oder unsichtbar abgerufen werden. Anders können auch Vektoren die Ansicht der Fläche definieren und je nach

Richtung, ob auf den Betrachterstandpunkt zu- oder weggerichtet, Verdeckung oder Sichtbarkeit bedeuten. Da sich dieser Vorgang mit großer Geschwindigkeit erledigen läßt, ist es praktikabler, ein fertiges Objekt so zu organisieren und dann verschiedene Ansichten abzurufen. Allerdings dürfen hier nicht mehrere Objekte hintereinander dargestellt werden, und die dargestellten Flächen dürfen nicht konkav sein.

Ein neuer Aspekt ist die Darstellung des Objekts mit Lichteinfall und Schattierung in verschiedenen Farben mit Hilfe der Ray-tracing-Technik. Die Vektorrechnung ist hierbei von entscheidender Wichtigkeit: Lichtstrahlen werden auf ihrem Weg vom Objekt zum Auge des Betrachters, das gleichzeitig der Fluchtpunkt ist, in ihrer Richtung als Vektor angegeben. Dabei kann der umgekehrte Weg beschritten werden, indem der Fluchtpunkt als Lichtquelle gesetzt wird. Die Aufgabe des Algorithmus besteht nun darin, die Schnittpunkte der Vektoren mit der Fläche, auf die sie treffen, zu berechnen. Die Koordinaten des Fluchtpunktes und die Koordinaten des Schnittpunktes sind dabei bekannte Größen. Das Ganze wird dann wieder auf eine imaginäre zweidimensionale Fläche — im obigen Beispiel die Scheibe zwischen der dreidimensionalen Welt und dem Beobachter — projiziert. Da die Helligkeit eines Objekts umgekehrt proportional der Entfernung zwischen Objekt und Beobachter abnimmt, kann die verschiedene Helligkeit von unterschiedlich nahe liegenden Körpern berechnet werden. Auch Reflexionen können durch die Berücksichtigung, daß der Einfallswinkel dem Ausfallswinkel entspricht, simuliert werden. Schattenbildung kann ebenfalls berechnet werden, indem von dem Punkt aus, der durch Abfangen des Lichtstrahls dessen weiteres Vordringen verhindert, ein 2. Vektor startet, der nicht mehr von der Helligkeit der Lichtquelle ausgeht, sondern nur noch von der Hintergrundhelligkeit.

Das gesamte Programm zur Erstellung der räumlichen Körper ist so aufgebaut, daß alle Daten in Strukturen festgelegt sind, die nun von Funktion zu Funktion weitergegeben werden. So beinhaltet die Struktur „Punkt" alle Daten, die bezüglich einzelner Punkte einmal berechnet wurden und evtl. zu späteren Berechnungen wie bei der Farbgebung noch einmal gebraucht werden können. Alle Geraden des räumlichen Gebildes werden als Struktur „Gerade" und alle Ebenen als Struktur „Ebene" gespeichert, um später schnell zugriffsbereit zu sein. Sämtliche Vorgänge zur Berechnung von Effekten wie Beleuchtung etc. werden so festgehalten und sind schnell abrufbereit.

Die ersten Programme zur 3 D-Darstellung der Niere im Wasserbad in Form des Ringstrukturbildes entstanden in enger Zusammenarbeit mit dem Rogowski-Institut der RWTH Aachen. Im folgenden wurden verbesserte Programme erstellt in enger Kooperation mit der Dornier Medizintechnik in Germering. Diese Programme ermöglichten den routinemäßigen klinischen Einsatz dieser neuen Methode.

2.5 Dreidimensionale Darstellung des berechneten räumlichen Bildes am Computerbildschirm

Nachdem die 3 D-Rekonstruktion durch Verrechnung der einzelnen Schnittbilder abgeschlossen ist, muß nun eine Möglichkeit gefunden werden, nach welcher das rekonstruierte Objekt am Monitor dargestellt wird. Hierzu sind grundsätzlich 2 Vorgehensweisen gegeben:
- Darstellung als Ringstrukturbild (Konturmodell),
- transparente Darstellung (Halbtonmodell).

Das Konturmodell setzt voraus, daß lediglich die Konturen eines Objekts räumlich dargestellt werden und der Inhalt dieses Körpers leer ist, also keine Information enthält. Das dreidimensionale Gebilde erscheint als Drahtmodell oder Ringstrukturbild.

Bei der transparenten Darstellungsweise wird das Objekt, hier das US-Bild, als Ganzes ohne Verlust irgendeines Inhalts weiterverarbeitet. Ein sehr komplexes räumliches Bild entsteht daraus. Dabei wird für jeden Punkt einer rekonstruierten Schnittebene ein Grauwert bestimmt. Jedes Schnittbild wird so transparent, durchsichtig berechnet und die Vielzahl der Schnittbilder zum gläsernen Bild des untersuchten Objektes zusammengesetzt.

2.5.1 Dreidimensionale Darstellung als Ringstrukturbild

Die Untersuchungen hierzu wurden mit dem Schallkopf zur *Vertikaldrehung* durchgeführt.

Nach der Übertragung der digitalen Bilddaten in den Computer werden diese Bilder vor der Berechnung zum räumlichen Bild bearbeitet, indem die Kontur des untersuchten Organs gekennzeichnet wird. Da sehr viele Grauwerte gleicher Intensität im selben US-Bild in unterschiedlichen Geweben vorkommen, ist eine automatische Konturierung – eine automatische Gewebeerkrankung wie in der MRT und CT – nicht sicher möglich. Dies führt dazu, daß die Konturierung der Organgrenzen im US-Bild von Hand vorgenommen werden muß. Dies geschieht mit Hilfe eines Cursors, der am Bildschirm entlang den Organgrenzen geführt wird. Dies muß in jedem US-Schnitt erfolgen und ist entsprechend zeitaufwendig. Der gesamte Bildinhalt des US-Bildes geht bis auf die betreffende Organkontur verloren. Dies bedeutet einen Verlust des größten Teiles der Information. Lediglich die nunmehr erhaltenen Konturen gehen nach dem beschriebenen Prinzip in die 3 D-Berechnung ein [36–38, 48, 49].

Die US-Aufnahmen für die räumliche Darstellung als Ringstrukturbilder erfolgen mit dem 3 D-Schallkopf zur Vertikaldrehung. Dieser ist in der Lage, 18 US-Bilder aufzunehmen. Das räumliche Ringstrukturbild besteht also aus 18 Konturen des untersuchten Objekts. Das 3 D-Bild zeigt diese 18 Konturen in deren tatsächlicher räumlicher Lagebeziehung zueinander, d.h. es setzt sich aus einzelnen Ringen zusammen.

Durch aufwendige Rechenarbeit kann das Ringstrukturbild in ein räumliches Bild mit geschlossener Oberfläche transformiert werden. Die Berechnungszeit für das räumliche Ringstrukturbild nach Konturierung der einzelnen Schnitte beträgt mittlerweile ca. 10 s, während die Berechnungszeit der ersten Versuche mehrere Stunden in Anspruch nahm.

Durch Konturierung mehrerer ineinanderliegender Körper können diese in ihrer tatsächlichen Lagebeziehung zueinander dargestellt werden. Die konturierten Organgrenzen können in verschiedenen Farben dargestellt werden, was den räumlichen Eindruck des untersuchten Organs bei der zweidimensionalen Darstellungsweise am Computerbildschirm problemlos ermöglicht. Die farbige Abbildungsweise vereinfacht das räumliche Erkennen mehrerer ineinanderliegender Körper. Der geringe Bildinhalt in Form der Konturen macht ein einfaches räumliches Erkennen möglich (Abb. 2.12 a, b).

2.5.2 Dreidimensionale transparente Darstellungsweise

Alle Untersuchungen zur transparenten 3 D-Darstellung erfolgten mit dem *horizontal drehenden Schallkopf* (Abb. 2.13).

Die räumliche Darstellung erfolgt in Form eines gläsernen Bildes des untersuchten Organs. Hierzu werden die einzelnen gewonnenen US-Schnitte transparent berechnet und zum durchsichtigen 3 D-Bild zusammengesetzt [39, 40, 45, 54].

Die notwendige Zuordnung des Grauwertes für jeden Bildpunkt im 2 D-Bild geschieht in Abhängigkeit von einer fiktiven Beleuchtungsrichtung und vom Standpunkt des Betrachters. Die Zuordnung der Grauwerte muß so gewählt

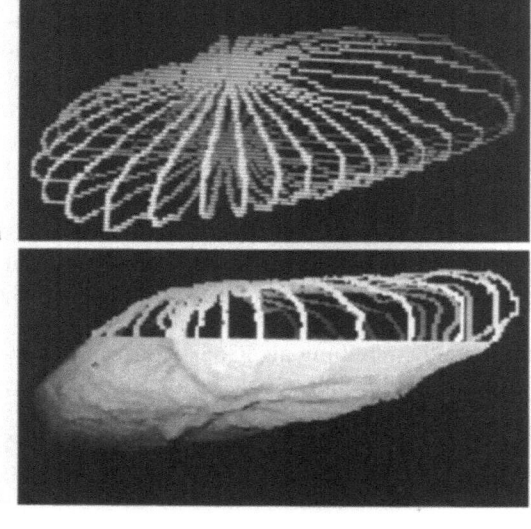

a

b

Abb. 2.12. 3 D-Ringstrukturbild einer Niere im Wasserbad (a) und Transformierung in ein räumliches Bild mit geschlossener Oberfläche (Interpolation) (b)

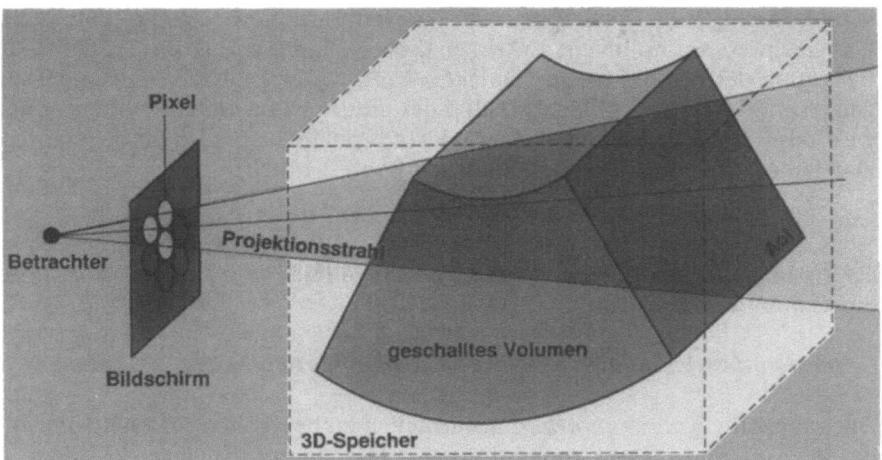

Abb. 2.13. Prinzip der gependelten Schallebene. Die aufgenommenen Bilder werden transparent berechnet und zum gläsernen 3 D-Bild zusammengesetzt; dieses muß wieder am zweidimensionalen Computerbildschirm dargestellt werden unter Ausnutzung der Phänomene der Projektion

werden, daß ein möglichst realistischer dreidimensionaler Eindruck des rekonstruierten Objekts entsteht. Eine Möglichkeit ist, Betrachter und Lichtquelle in demselben Punkt anzunehmen; damit werden die einzelnen Bildpunkte umso dunkler, je weiter sie vom Betrachter entfernt sind.

Die versteckten Linien müssen durch geeignete Algorithmen berechnet und bei der Darstellung unterdrückt werden. Für die Erkennung und Behandlung von verdeckten Kanten und Flächen stehen verschiedene Algorithmen zur Verfügung. Diese werden als Hidden-surface-Algorithmen bezeichnet. Die Art des eingesetzten Algorithmus ist abhängig von der Datenstruktur, in der das darzustellende Objekt vorliegt.

Da die transparente Darstellungsweise keine Information verliert, wird das 3 D-Bild sehr komplex. Beim Auslesen des Objektes aus dem Bildspeicher zur 3 D-Rekonstruktion wird mit dem Pixel begonnen, das den größten Abstand zum Betrachter hat. Der Grauwert dieses Pixels wird mit dem kleinsten Bewertungsfaktor gewichtet. Je kleiner der Abstand wird, desto größer wird der Bewertungsfaktor gewählt. Befinden sich auf einer vom Beobachter ausgehenden Betrachtungslinie mehrere Bildpunkte hintereinander, so werden ihre Grauwerte nach einem definierten Gewichtungsschema addiert. Dadurch erscheint ein Objektpunkt für den Betrachter heller, wenn er andere Bildpunkte verdeckt, als ein Objektpunkt in demselben Abstand, der keine anderen Bildpunkte mehr verdeckt. Das dargestellte Objekt erscheint dadurch transparent [22].

Zum räumlichen transparenten Bild werden wie beschrieben 60 US-Bilder herangezogen. Das 3 D-Bild ist demnach sehr komplex. Da die originalen US-Schnitte in die Rekonstruktion eingehen und lediglich durchsichtig gestaltet werden, ist auch das räumliche Bild als Halbtonbild in den bekannten Graufarben (Schwarz-Weiß-Darstellung) des konventionellen US-Bildes dargestellt. Das erschwert das räumliche Erkennen dieses komplexen 3 D-Bildes. Durch die Bewegung des rekonstruierten Objektes kann dieses Problem umgangen werden. Am Bildschirm wird das 3 D-Bild des untersuchten Organs gedreht, somit wird das räumliche Erkennen des Objekts problemlos. Lediglich die statische Darstellung erschwert den 3 D-Eindruck (Abb. 2.14 a, b).

2.5.3 Möglichkeiten der Bearbeitung des 3 D-Bildes am Computerbildschirm

Schneiden des räumlichen Körpers am Computerbildschirm

Das räumliche *Ringstrukturbild* nachträglich zu bearbeiten, ist nicht sinnvoll, da dem 3 D-Bild die gesamte Information der ursprünglichen US-Bilder – außer der Kontur des untersuchten Organs – verlorenging. Diese Konturen können zwar geschnitten werden, es ergibt sich hieraus aber kein Gewinn.
Ganz anders verhält sich dies bei der *transparenten Darstellung*: Jeder Pixel des räumlich berechneten Volumens ist definiert, berechnet und somit darstellbar. Dies erklärt den ungemein hohen Informationsgehalt dieses 3 D-Bildes. Da diesem 3 D-Bild die gesamte aufgenommene US-Information zugrunde liegt, wird beim Schneiden des 3 D-Körpers auf der Schnittstelle das entsprechende US-Bild des Organs dargestellt. Dabei können Schnitte berechnet werden, die mit konventioneller Sonographie nicht zu gewinnen sind. Das bedeutet, daß neben dem konventionellen sonographischen Längs- und Querschnitt ein Horizontalschnitt gezeigt werden kann, der bisher mittels US nicht einsehbar war. Selbstverständlich sind auch alle denkbaren Schrägschnitte berechenbar.
Die Simulation des Schneidens des Organs am Computerbildschirm gelingt, da jeder einzelne Punkt des gescannten Volumens bekannt ist und beim Zusammentreffen mit der gewünschten Schnittlinie gezeigt werden kann.

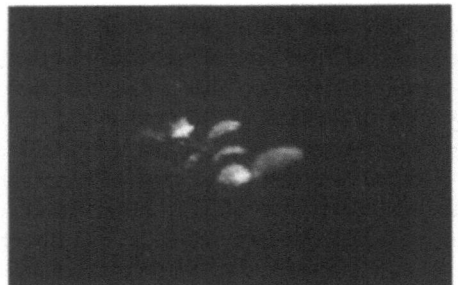
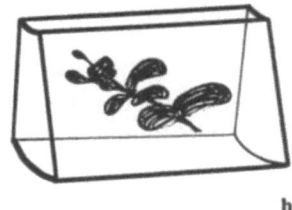

Abb. 2.14 a, b. Transparente US-Darstellung eines Gummibäumchens, im Wasserbad aufgenommen

Die Qualität des errechneten Schnittes entspricht in seiner Auflösung dem originalen US-Bild, d.h. die berechneten fiktiven Schnittebenen weisen ein Auflösungsvermögen von 0,1 – 0,2 mm in axialer und lateraler Richtung auf.

Die Möglichkeit des Schneidens am räumlichen Bild wurde für die Routine folgendermaßen umgesetzt: In einer 3-Schnittbild-Tafel können 3 senkrecht aufeinanderstehende Schnitte des gescannten 3 D-Volumens dargestellt werden. Ein Schnitt entspricht dem Längsschnitt durch den 3 D-Körper, der nächste dem Querschnitt und der 3. dem Horizontalschnitt. Dabei sind im schematisch eingeblendeten 3 D-Volumen die Lagen dieser Schnitte eingeblendet. Auch ist in jedem einzelnen Schnitt die Lage der beiden anderen Schnitte durch bunte Linien gezeigt. Alle 3 Schnitte können „real time" verschoben werden unter Aufzeigen des berechneten US-Bildes an der Schnittebene. Fragliche Befunde können nun durch Deckung aller 3 Schnittebenen in dem betreffenden Bezirk beurteilt werden (s. Abb. in Kapitel 4). In einer weiteren Operation können alle denkbaren Schrägschnitte am Bildschirm dargestellt werden.

Diese zusätzliche Möglichkeit der Schnittlegung im transparenten 3 D-Bild streicht weitere Vorteile der räumlichen US-Diagnostik heraus. Die Möglichkeiten des US werden denen der MRT und CT sehr ähnlich.

Drehen des räumlichen Körpers am Computerbildschirm

Da jeder Bildpunkt (Pixel) des untersuchten räumlichen Volumens berechnet und in seiner räumlichen Lage definiert ist, ist auch eine Betrachtung dieses Volumens von allen Seiten möglich. Dies wird dadurch bewerkstelligt, daß viele unterschiedliche Ansichten des räumlichen Körpers vom Computer berechnet werden. Die Anzahl der zu berechnenden Ansichten kann beliebig gewählt werden. Diese Ansichten werden nun in rascher Folge am Computerbildschirm aufgerufen und gezeigt, wobei aus dieser raschen Folge der Eindruck der Bewegung des untersuchten Gewebes entsteht. Um dem Auge eine kontinuierliche Bewegung des Objektes vorzutäuschen, müssen mindestens 20 computerberechnete Ansichten für die Drehbewegung herangezogen werden.

Für die Routine wurde die Drehbewegung des Körpers am Bildschirm verwirklicht, indem sich der Körper um eine senkrecht zur Blickrichtung des Betrachters stehende Drehachse bewegt. Die Drehbewegung kann verlangsamt und beschleunigt, beliebig unterbrochen und wieder in Gang gesetzt werden.

2.5.4 Fehlermöglichkeiten

Der Fehler, der bei der Berechnung der einzelnen US-Schnitte zum räumlichen 3 D-Bild entstehen kann, ist mathematisch kaum auszudrücken. Die hohe Zahl der Rechenoperationen erschwert dies zudem. Daher soll, wie beschrieben, der Gesamtfehler, der während der Datenaufnahme und Datenverarbeitung zum 3 D-Bild entstehen kann, durch den Vergleich der 3 D-Rekonstruktion mit einem bekannten Phantom und mit Hilfe von experimentellen Studien abgeschätzt werden (s. 2.2.3 und 2.6).

2.6 Experimentelle Untersuchungen zur Prüfung
der Durchführbarkeit und Zuverlässigkeit des 3 D-Verfahrens

Das transparente 3 D-Verfahren wurde zuerst erprobt, indem ein bekannter Gegenstand − ein Zweig eines Gummibäumchens − im Wasserbad untersucht und dargestellt wurde (s. Abb. 2.14). Es zeigt sich, daß dieser Gegenstand ohne Verzerrung geometrisch korrekt zur Darstellung kommt.

Mit den beiden unterschiedlichen Typen der 3 D-Schallköpfe wurden experimentelle Untersuchungen durchgeführt. Analog zu den ersten experimentellen Studien wurden mit beiden Systemen Schweinenieren im Wasserbad untersucht und die Außenmaße des untersuchten Objekts mit denen des rekonstruierten Objekts verglichen.

Zuerst wurden 5 Schweinenieren mit Hilfe der 3 D-Ringstrukturdarstellung rekonstruiert. Das räumliche Bild setzt sich aus den einzelnen Konturen zusammen, die in jedem einzelnen US-Schnitt entsprechend den Organgrenzen mittels Cursor gezogen werden (Abb. 2.4, 2.5, 2.12). Es zeigte sich, daß in keinem Fall die Außenmaße des 3 D-Bildes (Länge, Breite und Höhe) mehr als 1 mm vom Original abwichen [49].

Dieselben Nieren wurden zur transparenten räumlichen Darstellungsweise rekonstruiert. Da viele US-Schnitte ohne weitere Manipulation zum gläsernen räumlichen Bild zusammengesetzt werden, ist das 3 D-Bild deutlich komplexer und im statischen Bild schwerer als räumlich zu erkennen (Abb. 2.15 a, b). Auch hier wich das berechnete Modell in keinem Fall um mehr als 1 mm vom Original ab.

Mit Hilfe des horizontal drehenden Schallkopfes wurde in der transparenten 3 D-Darstellungsweise ein Phantom untersucht, in dem sich Punkte unterschiedlicher Größe und unterschiedlichen Abstandes zueinander befinden. Diese Abstände und Größen sind bekannt. Somit kann untersucht werden, welche kleinsten Maße durch die 3 D-Untersuchung darzustellen sind.

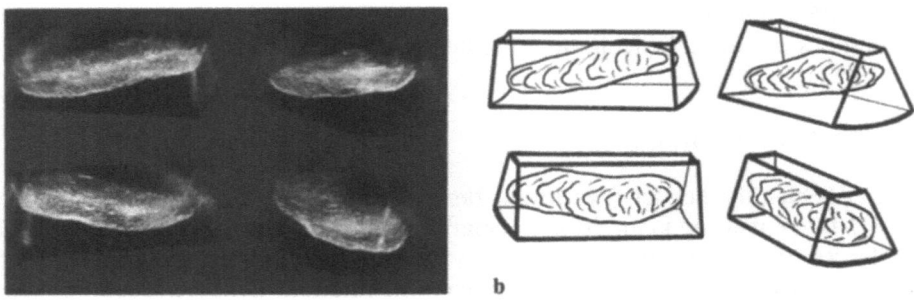

a   b

Abb. 2.15 a, b. Transparente Darstellung einer Niere im Wasserbad. Um den räumlichen Eindruck des komplexen 3 D-Bildes zu verbessern, kommen unterschiedliche Projektionen des Organs zur Darstellung

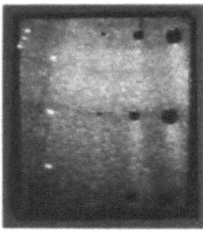

Abb. 2.16. Transparentes räumliches Bild eines Phantoms

9 Schläuche mit 3 unterschiedlichen Durchmessern verlaufen waagerecht durch das Phantom, wobei jeweils 3 Schläuche mit gleichem Durchmesser untereinander im Abstand von 4 cm angeordnet sind. Im US-Bild erscheinen diese Schläuche echoleer. Der Durchmesser beträgt 6 mm, 3 mm und 1 mm. Weiter sind in dem Phantom Drähte von 0,3 mm Dicke waagerecht gespannt. Diese erscheinen im US-Bild echoreich. 3 Drähte sind im Abstand von 4 cm senkrecht übereinander angebracht, weitere 3 Drähte in unmittelbarer Nachbarschaft im Abstand von 1 mm.

Alle beschriebenen Schläuche und Drähte konnten im 3 D-Bild dargestellt werden. Die Schläuche und Drähte waren dabei als exakt waagerecht verlaufend zu erkennen, und die eng beieinanderliegenden Drähte waren einzeln dargestellt (Abb. 2.16).

Diese Untersuchungen konnten die geometrisch korrekte Darstellungsweise der 3 D-Methode nachweisen und zeigten, daß kleinste Strukturen darstellbar sind.

3 Wie entsteht das 3 D-Bild?
Untersuchungsablauf und Auswertung

Die transparente Darstellungsweise stellt die Fortentwicklung und Verbesserung der 3 D-Ringstrukturdarstellungsweise dar. Dementsprechend ist auch die Durchführung der Untersuchung zur räumlichen Aufnahme der Daten ausgefeilter und „professioneller". Die Ringstrukturdarstellungsweise wird mittlerweile aufgrund der beschriebenen Nachteile nicht mehr eingesetzt. Dagegen ist die transparente Darstellungsweise in die klinische Routine übernommen worden. Dennoch sollen für beide Darstellungsmöglichkeiten im folgenden die Vorgehensweisen aufgezeigt werden. Zur klinischen Erprobung der Ringstrukturdarstellung und transparenten Darstellungsweise wurden In-vivo-Untersuchungen durchgeführt. Die dabei gewonnenen 3 D-Bilder sollen hier dargestellt werden.

3.1 Räumliches Ringstrukturbild

Die Untersuchung beginnt mit einer orientierenden sonographischen Darstellung des Organs. Da der 3 D-Ultraschallkopf auch zur konventionellen sonographischen Darstellung in der Lage ist, kann das Organ mit diesem konventionell untersucht werden. Die Eindringtiefe des Schallkopfes ist so zu wählen, daß das Organ in Längs-, Schräg- und Querschnitten komplett erfaßt wird.

Nun wird der 3 D-Schallkopf zentral über dem zu untersuchenden Organ plaziert und von Hand auf der Hautoberfläche fixiert. Dabei ist es zweckmäßig, eine Position zu wählen, die die Darstellung des Organs im Längs- oder Querschnitt zuläßt.

Der Videorecorder wird auf „Aufnahme" geschaltet. Über einen Fußschalter kann nun der Start der automatischen Drehbewegung der Schallebene im 3 D-Schallkopfgehäuse ausgelöst werden. Die Schallebene dreht sich um insgesamt 180°, wobei alle 10° kurz die Bewegung unterbrochen wird und durch entsprechende Schaltung am Bildschirm ein Symbol zur Markierung dieses Schnittes eingeblendet wird − dieses Symbol wird selbstverständlich ebenfalls auf Videoband aufgenommen. Nach dem Erreichen von 180° dreht die Schallebene automatisch auf die Ausgangsposition zurück. Die Dauer für die gesamte beschriebene Untersuchung des Organs beträgt ca. 12 s. 18 US-Bilder werden dabei durch das Einblenden eines Symbols für die spätere Rekonstruktion markiert.

Während dieser Untersuchungsdauer von ca. 12 s dürfen keine Bewegungen zwischen Schallkopf und untersuchtem Organ stattfinden. Je nach untersuchtem Gewebe muß der Patient für diese Zeit den Atem anhalten. Der Untersucher muß sich bemühen, den Schallkopf in einer bequemen Stellung auf der Haut des Patienten so zu fixieren, daß keinesfalls Bewegungen entstehen können. Diese Untersuchung kann beliebig oft wiederholt und auf Videoband mitgeschnitten werden.

Als nächster Schritt folgt die *Speicherung* der auf Videoband dokumentierten US-Daten. Dabei muß das auf Videoband aufgezeichnete analoge Signal in ein digitales, vom Computer zu speicherndes Signal umgewandelt werden. Dies kann mit Hilfe eines „frame grabber" geschehen. Jeweils nur die durch das beschriebene Symbol gekennzeichneten US-Schnittbilder werden in entsprechender chronologischer Folge im „frame grabber" digitalisiert und in den Speicher des Computers übertragen; d. h. pro Untersuchungsvorgang werden 18 US-Bilder in den Computer gelesen.

Die Übertragung der Daten vom Videoband in den Speicher des Computers dauert ca. 5 min, da die jeweiligen Bilder auf dem Videoband erst gesucht und dann derart eingestellt werden müssen, daß ein störungsfreies und nicht verwackeltes Bild am Bildschirm entsteht, um eine gute Qualität für die Weiterverarbeitung zu gewährleisten.

Nach der Datenübertragung in den Computer kann nun ihre *Bearbeitung zum 3D-Bild* beginnen. Dabei muß zur Vorbereitung der Ringstrukturdarstellung als nächster Schritt die Konturierung des räumlich darzustellenden Organs oder Gewebes in jedem einzelnen der 18 Schnitte erfolgen.

Da dieser Schritt nicht, wie beschrieben, mit Hilfe entsprechender Gewebeerkennungsprogramme automatisch erfolgen kann, muß diese Konturierung mit Hilfe eines Cursors am Computerbildschirm erfolgen. Zu diesem Zweck werden die im Speicher des Computers archivierten 18 US-Bilder in der Reihenfolge, in der sie aufgenommen wurden − dies entspricht der Aufnahmefolge von Bild 1 bis 18 mit einem Abstand von 10° zwischen den Bildern bei Drehung um die senkrecht stehende Achse − nacheinander auf dem Bildschirm des Computers dargestellt. Mit dem Cursor wird nun von Hand am Bildschirm die gewünschte Organkontur abgefahren. Der Cursor hat das Aussehen eines Schreibstiftes und zeichnet die abgefahrene Kontur, wenn er in Berührung mit dem Computerbildschirm ist, d. h. beim Verlust des Bildschirmkontaktes wird die Zeichnung der Kontur unterbrochen. Diese Kontur wird als dünne farbige Linie dem US-Bild unterlegt. Falls die gezeichnete Linie nicht exakt der Organkontur entspricht, kann sie mit Hilfe des Cursors beliebig korrigiert werden. Wenn nun die Kontur exakt der gewünschten Begrenzung des zu rekonstruierenden Gewebes im US-Bild entspricht, kann diese durch die Eingabe des entsprechenden Befehls im Computer gespeichert werden. Dieser Vorgang muß für alle 18 US-Bilder, die vom zu rekonstruierenden Organ aufgenommen wurden, wiederholt werden. Ein Zeitaufwand von ca. 18 min ist hierfür erforderlich.

Falls aus den 18 US-Bildern mehrere Gewebe oder Organe räumlich dargestellt werden sollen, muß für jeden darzustellenden Körper diese Konturierung mit dem beschriebenen Zeitaufwand gesondert erfolgen. Dabei kann die Farbe der Konturen beliebig gewählt werden, so daß bei der räumlichen Darstellung die unterschiedlichen Körper auch farblich nuanciert gezeigt werden.

Die Problematik, daß die Genauigkeit der Konturierung vom Untersucher abhängt, der die Konturierung vornimmt, ist offensichtlich. Da die Organkontur häufig in einigen Schnitten nicht in allen Abschnitten exakt auszumachen ist, wird eine Ergänzung in diesen Anteilen notwendig. Dies erhöht wiederum die Fehlermöglichkeiten.

Für die weitere Berechnung zum räumlichen Ringstrukturbild werden nun lediglich diese 18 Konturen verwendet; der übrige Inhalt der ursprünglichen US-Bilder kann für diese Art der Rekonstruktion – im Gegensatz zur transparenten räumlichen Darstellungsweise – nicht berücksichtigt werden.

Mit Hilfe der oben beschriebenen Computerprogramme werden diese Konturen nun zum Ringstrukturbild zusammengesetzt. Die Farbwahl der Konturen ist beliebig, so daß bunte Bilder des räumlichen Körpers entstehen. Dies ist vorteilhaft, wenn mehrere Körper aus denselben US-Bildern rekonstruiert werden, da diese unterschiedlich farbig ineinanderliegend oder nebeneinanderliegend darstellbar sind. Die Zeit zur Berechnung des räumlichen Bildes aus den einzelnen Konturen dauert nur wenige Sekunden (maximal 20 s, je nach Größe des Körpers).

Zu Beginn der Arbeiten zur dreidimensionalen US-Darstellung – es handelte sich damals (1986/1987) um die beschriebene Ringstrukturdarstellung, die transparente Darstellung ist erst die Weiterentwicklung und Verbesserung dieser Methode – betrug allein die Rechenzeit des Computers viele Stunden. Durch Verbesserungen der Computertechnik konnte diese Rechenzeit, wie beschrieben, auf wenige Sekunden reduziert werden.

Am Computerbildschirm kann nun das räumliche Konturmodell gedreht und von allen Seiten betrachtet werden. Auch das Schneiden des Objektes ist möglich, bringt in der Ringstrukturdarstellung jedoch keine wichtige Zusatzinformation, da im Gegensatz zur transparenten Darstellungsweise lediglich die Konturen den Bildinhalt darstellen.

Die gesamte Dauer vom Beginn der US-Untersuchung bis zum fertigen 3 D-Ringstrukturbild am Computerbildschirm beträgt ca. 25 min. Daraus wird ersichtlich, daß die Methode der Ringstrukturdarstellung für einen routinemäßigen klinischen Einsatz nicht geeignet ist. Da die einzelnen beschriebenen Schritte kaum in kürzerer Zeit zu bewerkstelligen sind, wurde eine Weiterentwicklung dieser Methode notwendig, wobei die transparente Darstellungsweise aus mehreren Gründen bevorzugt wurde.

Beispiele der ersten klinischen Anwendung dieser Methode. Zur Untersuchung kamen 4 Frühschwangerschaften der 7., 9., 11. und 13. Schwangerschaftswoche (SSW). Der Uterus, die Fruchtblase und der Embryo wurden räumlich rekonstruiert und konnten in unterschiedlichen Farben gezeigt werden. Der Embryo der 13. SSW wurde gesondert mit geschlossener Oberfläche rekonstruiert (Abb. 3.1 a – d). In der 7. SSW kommt der Dottersack zur Darstellung, in der 9. SSW zusätzlich der Dottergang. Die individuelle Form der Gebärmutter und unterschiedliche Lage der Frucht ist deutlich zu sehen.

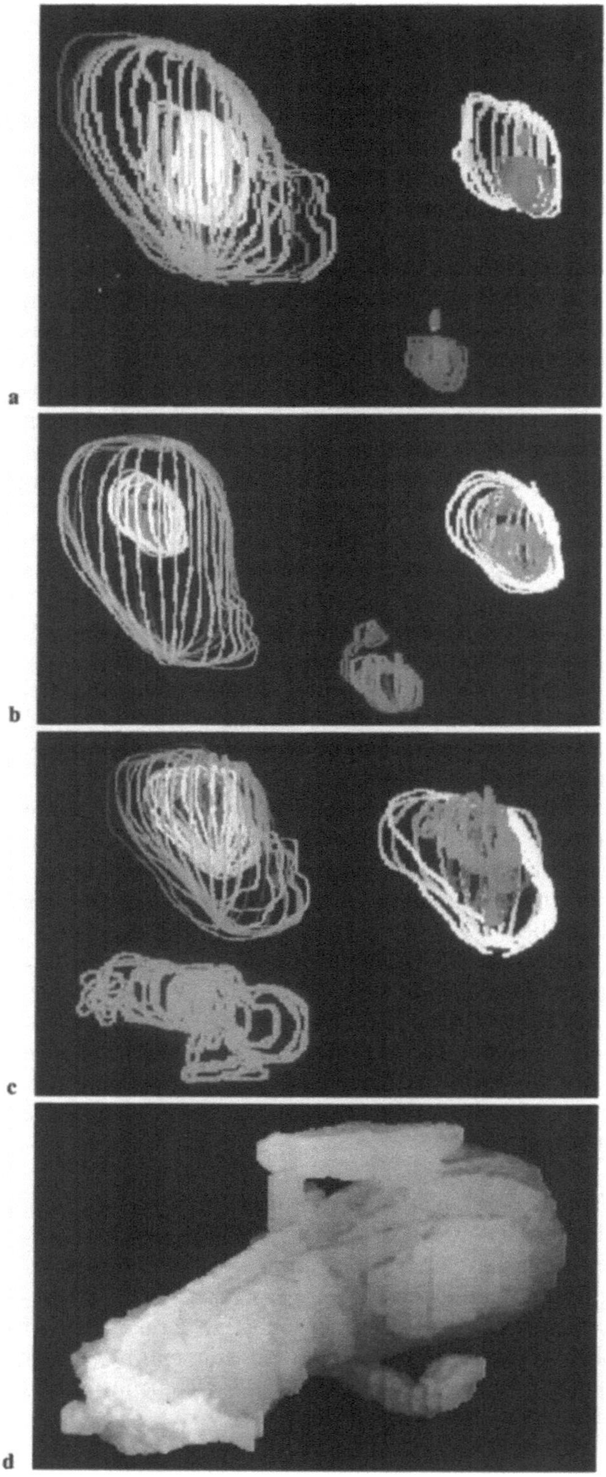

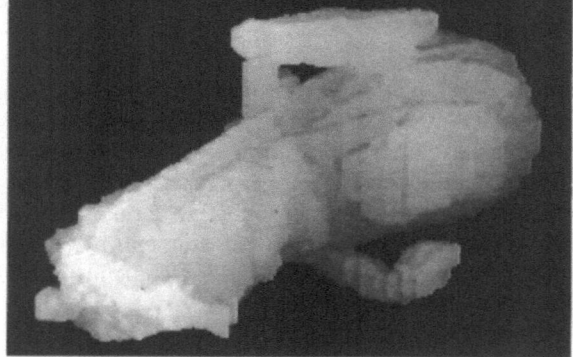

Abb. 3.1 a – d. Ringstruktur-darstellung von Schwanger-schaften zu unterschiedlichen Schwangerschaftszeiten.
a 7. SSW, **b** 9. SSW,
c 13. SSW, **d** Embryo der
13. SSW

In jedem US-Schnitt wurden gesondert der Uterus, die Fruchtblase und der Embryo mit Hilfe eines Cursors am Bildschirm konturiert, pro 3 D-Bild wurde ca. 1 h für die Konturierung benötigt. Außer diesen Konturen ging der gesamte Bildinhalt des originalen US-Bildes verloren.

Weitere Untersuchungen wurden an Brusttumoren durchgeführt. Es soll das Beispiel eines malignen und eines benignen Tumors gezeigt werden. Der maligne Tumor zeigt deutlich die Infiltration in das umliegende Gewebe, der benigne ist gleichmäßig und glatt begrenzt und zeigt in seinem Inneren einen zystischen Anteil. Alle Ringstrukturbilder sind aus den Konturen von 18 US-Bildern zusammengesetzt (Abb. 3.2a, b). Ein weiteres Beispiel zeigt eine Gallenblase mit einem solitären Gallenstein (Abb. 3.3a, b).

Vorteilhaft in der Ringstrukturdarstellungsweise ist der problemlos zu erzielende 3 D-Eindruck aus dem statischen, nichtbewegten 3 D-Bild (Abb. 3.4a, b). Nachteilig ist der hohe Informationsverlust durch die alleinige Darstellung der Organgrenzen bei gleichzeitig hoher Fehlerquelle durch die notwendige Konturierung. Die Vertikaldrehung des Schallkopfes bewirkt zudem Probleme in der Rekonstruktion durch das Überschneiden aller US-Bilder im Kreismittelpunkt (Abb. 3.5).

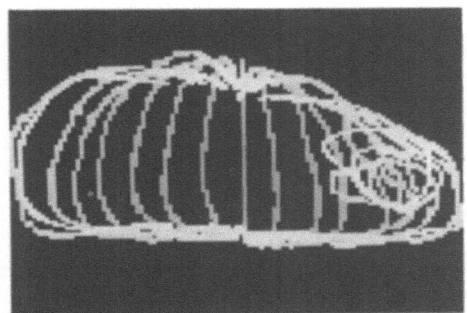

a

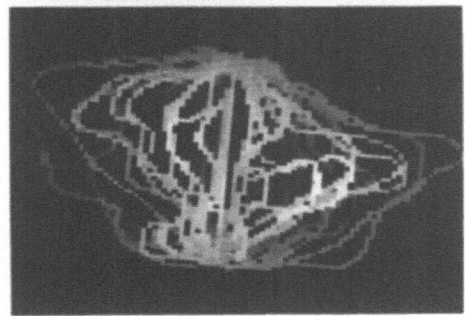

b

Abb. 3.2. Ringstrukturdarstellung eines benignen (**a**) und eines malignen (**b**) Brusttumors

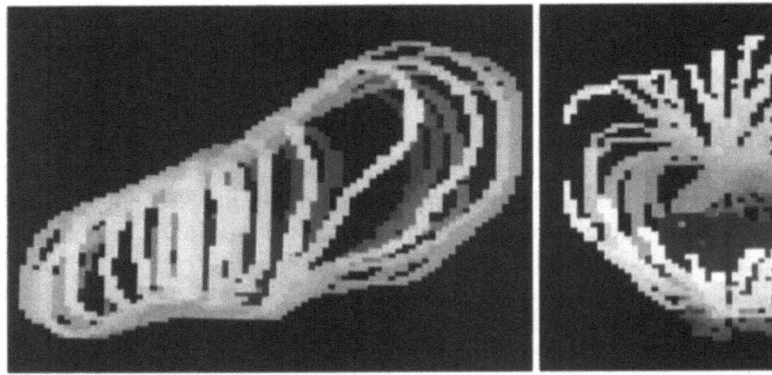

a   b

Abb. 3.3. a Ringstrukturdarstellung einer Gallenblase mit solitärem Gallenstein; **b** Gallenblase zum Betrachter hin aufgeschnitten

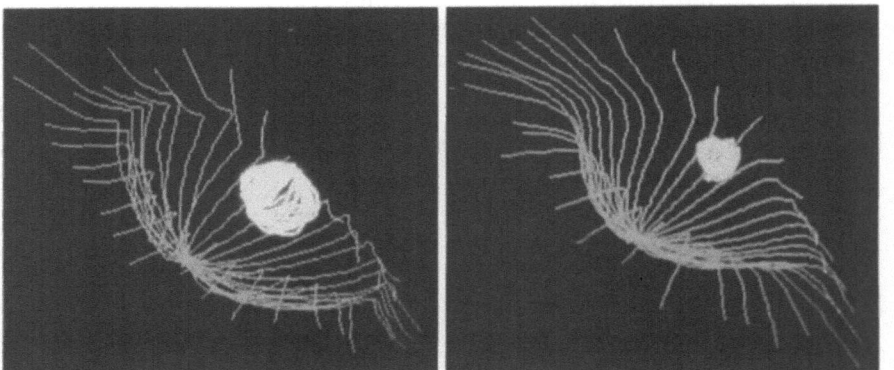

a   b

Abb. 3.4. Ringstrukturdarstellung einer gesunden (**a**) und einer dysplastischen (**b**) Säuglingshüfte. Die Lagebeziehung zwischen Hüftkopf und Hüftpfanne ist deutlich erkennbar

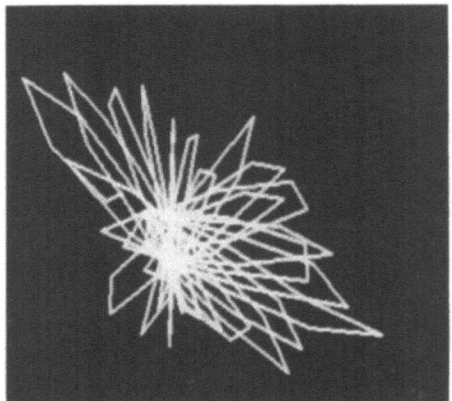

Abb. 3.5. Ringstrukturdarstellung einer arteriosklerotischen Plaque der A. carotis. Durch die bizarre Form und die Überschneidungen im Mittelpunkt 'ist eine genaue Formdefinition nicht möglich

3.2 Räumliches transparentes Bild

Der Computer stellt die zentrale Schaltstelle für die Aufnahme und anschließend für die Weiterverarbeitung der US-Daten dar. Über ihn werden alle Steuerungsbefehle eingegeben — im Gegensatz zur Ringstrukturdarstellungsweise, bei der die US-Daten erst auf Videoband dokumentiert werden, um dann in den Computer übertragen zu werden (Abb. 3.6 a – c, 3.7).

Nach dem Starten des Computers muß das 3 D-Programm aktiviert werden. Anschließend erscheint am Computerbildschirm eine Maske, die verschiedene Optionen erlaubt (Abb. 3.6 a):

- Unter „System" können neue Disketten formatiert werden,
- unter „Volumenscan" kann eine neue 3 D-Aufnahme erfolgen,
- unter „Schnittbildtafel" kann ein bereits aufgenommenes und räumlich berechnetes Organ in allen denkbaren Ebenen geschnitten werden und
- unter „3 D-Darstellung" kann ein neues räumliches Bild aus bereits aufgenommenen US-Daten berechnet werden oder ein bereits berechnetes Bild dargestellt werden.

Zur *Aufnahme der US-Daten* wird die Option „Volumenscan" gewählt. Im Anschluß daran werden über eine neue Maske Patientendaten und das untersuchte Organ oder Gewebe abgefragt. Diese Optionen müssen beantwortet werden, da die aufgenommenen US-Daten anschließend unter dieser Identifikation mit aktuellem Datum und Uhrzeit gespeichert und archiviert werden.

Als nächster Schritt wird wieder in Form einer Maske die *Schallkopfkonfiguration* abgefragt: Es muß die gewünschte *Eindringtiefe* angegeben werden. Dabei wird zweckmäßig die Einstellung gewählt, die soeben das gesamte Organ erfaßt. Dann muß angegeben werden, welches Ausmaß die *Pendelbewegung* der Schallebene zum Abscannen des Volumens haben soll. Bei Geweben mit kleinen Außenmaßen empfiehlt sich ein kleiner Winkel, bei großen Organen ein entsprechend größerer Schwenkwinkel. Es kann ein Winkel zwischen 1 und 60° gewählt werden. Als letztes muß die *Anzahl der aufzunehmenden Schnitte* in diesem abzuscannenden Volumen gewählt werden. Die Anzahl der Schnitte kann zwischen 1 und 60 liegen. Es empfiehlt sich, eine möglichst große Anzahl von Schnitten des zu untersuchenden Gewebes zu gewinnen, um eine maximale Auflösung und Genauigkeit zu erzielen, so daß meist die maximale Schnittzahl von 60 zu wählen ist.

Nach der Wahl dieser Optionen gibt der Computer über die Schallkopfsteuereinrichtung den Beginn der Untersuchung frei. Dies wird durch eine Aufforderung zur 3 D-Untersuchung am Computerbildschirm angezeigt. Gleichzeitig leuchtet am Schallkopf der rote Schalter auf, der zur Aktivierung der 3 D-Untersuchung gedrückt werden muß.

Der beschriebene Vorgang der Parameterwahl dauert nur wenige Sekunden (im Durchschnitt etwa 5 s).

Der 3 D-Schallkopf mit der horizontaldrehenden Schallebene ist auch zur konventionellen US-Untersuchung problemlos geeignet. Wie beschrieben, wird die 3 D-Untersuchung erst per Knopfdruck aktiviert. Mit diesem 3 D-Schall-

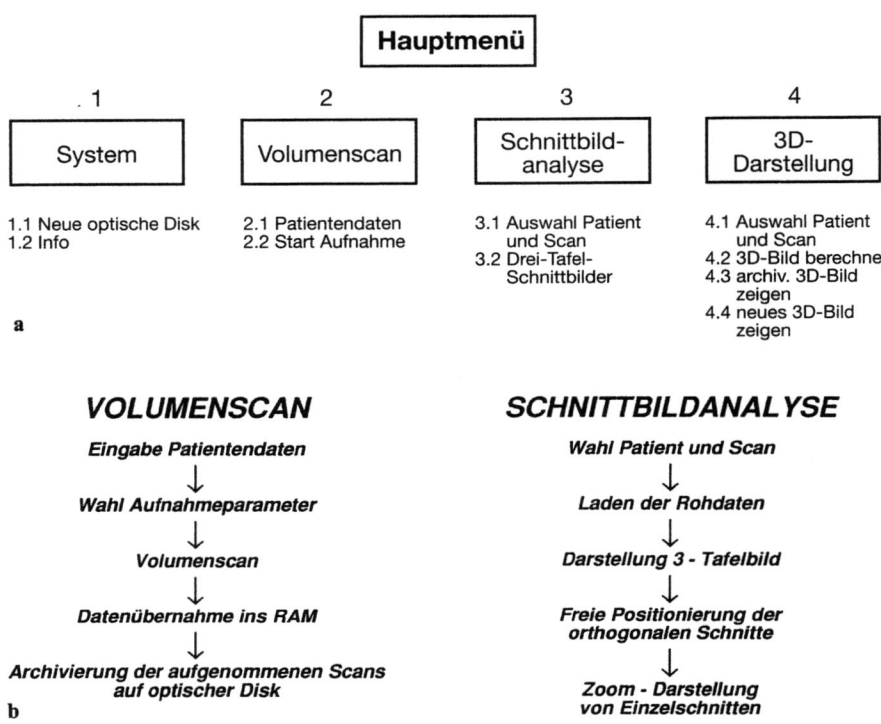

Hauptmenü

. 1	2	3	4
System	Volumenscan	Schnittbild-analyse	3D-Darstellung

1.1 Neue optische Disk
1.2 Info

2.1 Patientendaten
2.2 Start Aufnahme

3.1 Auswahl Patient
   und Scan
3.2 Drei-Tafel-
   Schnittbilder

4.1 Auswahl Patient
   und Scan
4.2 3D-Bild berechnen
4.3 archiv. 3D-Bild
   zeigen
4.4 neues 3D-Bild
   zeigen

a

VOLUMENSCAN

Eingabe Patientendaten
↓
Wahl Aufnahmeparameter
↓
Volumenscan
↓
Datenübernahme ins RAM
↓
*Archivierung der aufgenommenen Scans
auf optischer Disk*

b

SCHNITTBILDANALYSE

Wahl Patient und Scan
↓
Laden der Rohdaten
↓
Darstellung 3 - Tafelbild
↓
*Freie Positionierung der
orthogonalen Schnitte*
↓
*Zoom - Darstellung
von Einzelschnitten*

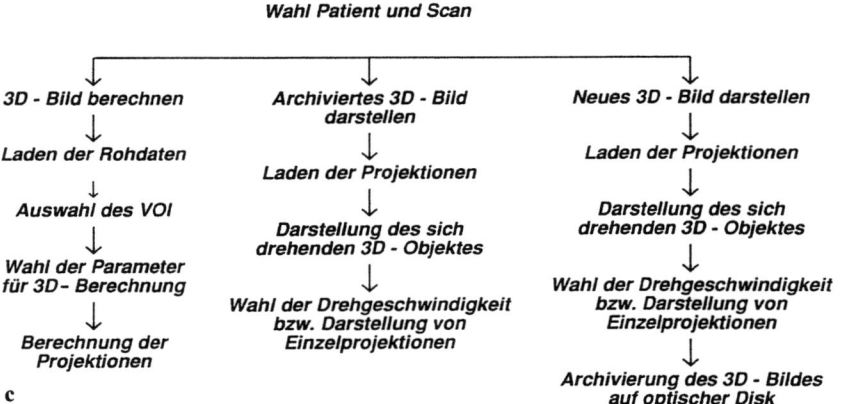

Wahl Patient und Scan

3D - Bild berechnen	*Archiviertes 3D - Bild darstellen*	*Neues 3D - Bild darstellen*
Laden der Rohdaten	*Laden der Projektionen*	*Laden der Projektionen*
Auswahl des VOI	*Darstellung des sich drehenden 3D - Objektes*	*Darstellung des sich drehenden 3D - Objektes*
Wahl der Parameter für 3D- Berechnung	*Wahl der Drehgeschwindigkeit bzw. Darstellung von Einzelprojektionen*	*Wahl der Drehgeschwindigkeit bzw. Darstellung von Einzelprojektionen*
Berechnung der Projektionen		*Archivierung des 3D - Bildes auf optischer Disk*

c

Abb. 3.6a – c. Aufbau der Menüstruktur zur Gewinnung eines räumlichen transparenten Bildes. **a** Übersicht, **b** Ablaufplan 3D-Ultraschall, **c** 3D-Darstellung

Blockschaltbild 3D-Arbeitsplatz

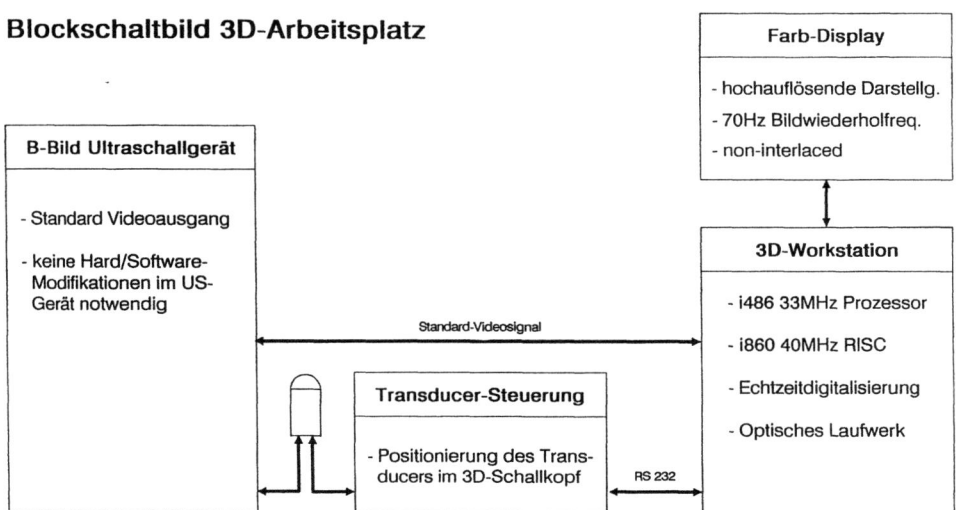

Abb. 3.7. Gerätevernetzung zur räumlichen transparenten Darstellung

kopf wird nun zuerst das Gewebe konventionell untersucht. Dann ist es zweck-mäßig, den Schallkopf derart über dem räumlich darzustellenden Organ zu plazieren, daß die maximale Ausdehnung des Organs im Schnittbild zu sehen ist. Dann wird durch Betätigung des roten Schalters am Schallkopf der 3D-Un-tersuchungsvorgang in Gang gesetzt. Die Schallebene wird dabei um den hal-ben vorher gewählten Winkel aus der Senkrechten ausgelenkt und scannt von dieser Position aus das gewünschte Volumen ab.

Für den 3D-Untersuchungsvorgang benötigt der Schallkopf ca. 5 s. Wäh-rend dieser Zeit darf keine Bewegung zwischen Schallkopf und untersuchtem Gewebe die Untersuchung stören.

Der Untersuchungsvorgang kann am Bildschirm des US-Gerätes verfolgt werden. Die Bewegung der Schallebene ist in Form der Bewegung der US-Bil-der zu sehen. Somit kann die Qualität der Untersuchung überwacht werden.

Die während dieses Pendelvorgangs gewonnenen US-Bilder (wie beschrieben maximal 60) werden „real-time", d.h. ohne Zeitverlust, digital in den Arbeits-speicher des Computers übertragen. Die US-Daten liegen dabei bereits digitali-siert vor und müssen nicht erst von Analogdaten in Digitaldaten – wie bei der Ringstrukturdarstellung – umgewandelt werden.

Die 3D-Untersuchung kann beliebig oft wiederholt werden und die obigen Parameter müssen nicht erneut eingegeben werden. Wird jedoch eine Ände-rung der Parameter gewünscht, kann dies jederzeit erfolgen. Da die US-Daten in den Arbeitsspeicher des Computers übertragen werden, empfiehlt es sich, diesen nach 2 bis 3 Untersuchungsvorgängen zu entleeren, indem die US-Daten auf eine Optical disk (Speicherkapazität 2000 MByte) übertragen werden. Die-ser Übertragungsvorgang ist notwendig, da die sehr hohe Datenanzahl sonst den Arbeitsspeicher blockiert und eine Real-time-Übertragung weiterer Daten verhindert.

Die Dauer der *Übertragung der US-Daten* vom Arbeitsspeicher auf eine Optical disk beträgt bei einer gespeicherten Untersuchung 1 min, bei 2 Untersuchungsvorgängen 2 min und nach 3 Untersuchungen 3 min und 20 s. Nachdem die US-Daten auf der Optical disk digital gespeichert sind, können sie zum räumlichen Bild berechnet werden. Dies geschieht unter der Option „3 D-Darstellung". In dieser Option sind folgende Wahlmöglichkeiten gegeben:
- Patientenliste zur Auswahl des gewünschten Patienten,
- neues 3 D-Bild berechnen,
- archiviertes 3 D-Bild zeigen,
- neues 3 D-Bild zeigen.

Es wird die Option zur *Berechnung des neuen 3 D-Bildes* gewählt. Als nächstes muß ein „volume of interest" (VOI) gewählt werden. Da nicht obligatorisch vorausgesetzt wird, daß das gesamte aufgenommene US-Bild rekonstruiert werden soll, besteht die Option, kleinere Ausschnitte aus den aufgenommenen US-Bildern auszuwählen und räumlich darzustellen. Falls also durch die Eindringtiefe eine Optimierung des US-Fensters an das zu untersuchende Organ nicht gelang, kann in Form des VOI eine optimale Anpassung des Schallfensters an das Organ erfolgen. Zu diesem Zweck ist es möglich, alle aufgenommenen US-Bilder in beliebig rascher Folge am Computerbildschirm hintereinander darzustellen – regelrecht durchzublättern. Diesen US-Bildern ist ein Rechteck in Form von gelben Linien überblendet, das in seinen Ausmaßen beliebig vergrößert und verkleinert werden kann, um somit dem räumlich darzustellenden Organ optimal angepaßt zu werden. Es ist zweckmäßig zu prüfen, ob das Organ auch in allen Schnitten durch das VOI erfaßt ist, da sonst das Organ geschnitten rekonstruiert wird, was in Ausnahmefällen ebenfalls erwünscht sein kann. Der Schritt zur Definition des VOI dauert nur wenige Sekunden (durchschnittlich ca. 15 s).

Als nächstes muß festgelegt werden, ob alle aufgenommenen US-Bilder oder nur ein Teil dieser Schnitte zur räumlichen Darstellung herangezogen werden sollen. Wenn das Pendelvolumen dem Organ z. B. nicht optimal angepaßt ist, können diese Schnitte, die das Organ zu Beginn der Pendelbewegung und am Ende der Pendelbewegung nicht mehr erfassen, für die Rekonstruktion unberücksichtigt bleiben. Auch dieser Vorgang dauert nur wenige Sekunden (durchschnittlich ca. 10 s).

Der nächste Schritt beinhaltet die Festlegung der *Transparenz* und *Beleuchtung* des zu berechnenden räumlichen Körpers. Dabei sind folgende Parameter zu definieren:
- Beleuchtung,
- Kontrast,
- Normierung 1,
- Normierung 2,
- Projektion.

Beleuchtung, Kontrast und Normierung 1 und 2 können durch Zahlenwerte zwischen 0 und 19 definiert werden. Dabei bedeutet bei Beleuchtung der Wert 0 eine geringe Beleuchtung, der Wert 19 eine maximale Beleuchtung. Ebenso verhalten sich diese Zahlen beim Parameter Kontrast: 0 bedeutet minimaler Kontrast, 19 maximaler Kontrast. Die Normierung legt die Abbildungsschärfe fest, auch hier entspricht der Wert 0 einer relativen Unschärfe und der Wert 19 einer maximalen Schärfe. Unter Projektion wird die Anzahl der zu berechnenden Ansichten des rekonstruierten Körpers festgelegt. Es können beliebige Zahlen eingegeben werden. Eine geringe Anzahl an Projektionen bedeutet ruckartiges Drehen des räumlichen Objekts am Bildschirm, bei einem Zahlenwert über 20 dreht sich der Körper gleichmäßig. Die Festlegung der Parameter dauert wenige Sekunden (durchschnittlich ca. 10 s).

Nach der Eingabe der Parameter zur Transparenz und Beleuchtung des räumlichen Körpers wird die Berechnung der einzelnen US-Schnitte zum 3D-Bild gestartet. Je nach Größe des Bildes und Anzahl der hierzu herangezogenen Schnitte dauert dieser Vorgang wenige Sekunden bis maximal 3 min (durchschnittlich ca. 1 min).

Das fertige räumliche transparente 3D-Bild erscheint drehend auf dem Computerbildschirm. Diese Drehung kann beschleunigt oder verlangsamt, ebenso angehalten und wieder in Gang gesetzt werden. Die Zeit vom Beginn der Untersuchung bis zur Darstellung des transparenten räumlichen Bildes am Computerbildschirm dauert durchschnittlich ca. 3 min (zwischen 1 und 5 min). Wie beschrieben, benötigt die Darstellung des Ringstrukturbildes von der Untersuchung bis zur fertigen Berechnung ca. 25 min, dabei beinhaltet das räumliche Bild hier nur einen Bruchteil der Information, die ein transparentes 3D-Bild besitzt!

Das räumliche transparente Bild kann nun weiter bearbeitet werden: Durch die Wahl der Option „Schnittbildertafel" kann der räumliche Körper in allen denkbaren Ebenen geschnitten werden. Diese entsprechen einem Längsschnitt, einem Querschnitt, einem Horizontalschnitt und Schrägschnitten durch das Volumen. In einem schematischen räumlichen Volumenblock, der dem gescannten und rekonstruierten Volumen entspricht, sind die unterschiedlichen Lagen dieser Ebenen zueinander eingeblendet. Durch eine grüne Linie wird die Ebene im Längsschnitt gezeigt, durch eine gelbe die Querschnittebene und durch eine rote die Ebene im Horizontalschnitt. Das US-Bild, das sich auf der entsprechenden Schnittebene im räumlichen Körper befindet, ist in einer 3-Felder-Tafel eingeblendet. Diese US-Bilder sind aus der Gesamtinformation des errechneten räumlich dargestellten Organs errechnet und entsprechen qualitativ einem originalen US-Bild, das in vivo z.T. allerdings nicht gewonnen werden kann, wie z.B. ein Horizontalschnittbild. In jedem eingeblendeten US-Schnitt ist die relative Lageposition der anderen beiden Schnittlinien durch die bunten Linien eingeblendet. Alle Schnittebenen können „real-time" bewegt werden. Somit ist die Deckung vieler Schnittebenen in fraglichen Befunden möglich, so daß zweifelhafte Befunde aus unterschiedlichen Blickrichtungen zusätzlich zur räumlichen Darstellung beurteilt werden können. Dies vermag die diagnostische Sicherheit zu erhöhen.

Beispiele der ersten klinischen Anwendung dieser Methode. Entsprechend den ersten klinischen Beispielen, die zur Ringstrukturdarstellung gezeigt wurden, erfolgte auch mit der Methode zur transparenten Darstellungsweise die Untersuchung von Frühschwangerschaften, Brusttumoren und Gallenblasen mit Steinen. In der Darstellung einer Schwangerschaft in der 14. Woche wird deutlich, daß durch die Rekonstruktion des gesamten Bildinhaltes der ursprünglichen 60 US-Bilder das 3 D-Bild sehr komplex ist und in der statischen Darstellungsweise, wie es hier erfolgen muß, der räumliche Eindruck schwer zu vermitteln ist. Die Bewegung des Objekts am Bildschirm vereinfacht die Vermittlung des räumlichen Eindrucks. Zur Darstellung maligner und benigner Brusttumoren sowie einer Gallenblase mit solitärem Stein analog den Untersuchungen zur Ringstrukturdarstellung sei auf die Bildbeispiele in Kapitel 4 verwiesen.

Zwar erscheint der Untersuchungsvorgang zur transparenten räumlichen Darstellung komplizierter als zur Ringstrukturdarstellung, doch stellt er die Fortentwicklung und Verbesserung der 3 D-Untersuchung dar wie sie zu Beginn der Studien zur Ringstrukturdarstellung praktiziert wurde. So ist bereits nach sehr kurzer Einarbeitung die sehr schnelle Handhabung und Erledigung der einzelnen Schritte zur transparenten 3 D-Darstellung auch ohne jegliche Computerkenntnisse möglich. Es war das Ziel, diese einfache Handhabung für den Untersucher ohne Computerkenntnisse zu gewährleisten. Die 3 D-Ringstrukturdarstellung wird mittlerweile aufgrund der beschriebenen Nachteile: Verlust fast sämtlicher Informationen der ursprünglichen US-Bilder, Problematik der Konturierung in jedem US-Schnitt, Problematik der Vertikaldrehung der Schallebene etc. nicht mehr angewandt, so daß die Präsentation dieser Methode nur von Wichtigkeit ist, um die Entwicklung der transparenten räumlichen Diagnostik zu verstehen. Die Darstellung der statischen räumlichen Ringstrukturbilder, also ohne Bewegung des Objekts am Computerbildschirm, gelingt problemlos, da im bunten Konturmodell der räumliche Eindruck leicht zu vermitteln ist.

Die Darstellung der räumlichen transparenten Rekonstruktionen − unbewegt − in Form von statischen Bildern, wie es im Rahmen dieser Arbeit geschehen muß, ist dagegen sehr schwer und kann den räumlichen Eindruck durch die Graustufendarstellung und die Komplexität des Bildes nur unvollständig wiedergeben. Trotzdem soll im folgenden durch eine Reihe von Falldarstellungen die normale Anatomie und Pathoanatomie des weiblichen Genitales, Tumoren des weiblichen Genitales und Normalbefunde und pathologische Früh- und Spätschwangerschaften dargestellt und die diagnostischen Möglichkeiten dieser neuen Methode aufgezeigt werden. Dabei ist es nicht möglich, Studien mit mathematischen und statistischen Auswertungen zu präsentieren, da z. B. die deutlichen Unterschiede, die ein maligner Brusttumor gegenüber einem benignen Tumor aufweist, nicht in Zahlen auszudrücken sind. Auch sind Fehlbildungsdarstellungen in der Schwangerschaft im 3 D-Bild nicht in statistischer Auswertung zu erfassen, so daß die Möglichkeiten der 3 D-Darstellung in diesem Bereich durch Fallbeispiele präsentiert werden.

4 Klinische Erfahrungen
mit der sonographischen 3 D-Darstellung

In klinischen Untersuchungen wurden beide beschriebenen 3 D-Verfahren in der Diagnostik
- gynäkologischer Tumoren des kleinen Beckens und der Brust,
- der Frühschwangerschaft und Mißbildungen im mittleren Schwangerschaftsdrittel,
- der Pathologie der Spätschwangerschaft,
- der Säuglingshüftgelenkdysplasie,
- arteriosklerotischer Plaques und
- der Pathologie der Oberbauchorgane
eingesetzt.

Bislang wurden mit Hilfe dieses neuen Verfahrens zur transparenten dreidimensionalen Darstellung mehr als 1500 Patienten untersucht. Eine statistische Auswertung der gewonnenen Ergebnisse ist nicht möglich, da keine Zahlen und Werte zu ermitteln sind, sondern räumliche Bilder des untersuchten Gewebes, was mathematisch nicht ausdrückbar erscheint.

Anhand von exemplarischen Fallbeispielen aus dem gynäkologischen/geburtshilflichen Bereich sollen die klinischen Erfahrungen mit dieser neuen Methode aufgezeigt werden.

Da, wie beschrieben, die statische, nicht bewegte Darstellung des räumlich-transparenten Körpers durch den hohen Informationsgehalt des 3 D-Bildes — bis zu 60 US-Bilder werden zum 3 D-Bild überlagert — deutlich erschwert ist, wird im folgenden versucht, durch entsprechende Schemazeichnungen das räumliche Bild verständlicher zu präsentieren.

4.1 Weibliches Genitale und Oberbauchorgane

4.1.1 Normalbefunde

Dreidimensionale transparente Darstellung des Uterus, der Ovarien und der Brust

Der Uterus stellt sich in seiner birnenförmigen Gestalt von mittlerer Echogenität dar. Da die Untersuchung von abdominal erfolgt, ist eine gefüllte Harnblase notwendig, die sich dann oberhalb des Uterus echoleer zeigt. Die Grenzfläche zwischen Blase und Gebärmutter ist als echoreiche Trennlinie deutlich auszumachen. Das Myometrium kommt mäßig echoreich zur Darstellung, während sich das echoreiche Endometrium deutlich davon abgrenzt. Das umliegende Gewebe ist dem Darm zuzuordnen und ist echoreich (Abb. 4.1 und 4.2). Für die Untersuchung des Uterus empfiehlt es sich, den Schwenkbereich des Schallkopfes auf ca. 30° einzuschränken, da dabei in der Regel der gesamte Uterus erfaßt ist. In diesem Pendelbereich wird die maximale Bilderzahl von 60 US-Bildern aufgenommen. Zur Rekonstruktion kann der Bereich, der dargestellt werden soll („area of interest", AOI), noch weiter optimiert werden, um alles nicht interessierende umliegende Gewebe weitgehend auszuklammern.

Die Ovarien werden möglichst in einer gesonderten Untersuchung zur 3D-Rekonstruktion aufgenommen. Dies hat den Vorteil, daß die Eindringtiefe des Schallkopfes und das Pendelvolumen, das möglichst gering gehalten werden muß – 20° Schwenkbereich sind meist ausreichend –, dem Organ optimal angepaßt werden können. Auch in diesem Schwenkbereich werden 60 US-Bilder aufgenommen. Der zu rekonstruierende Bereich wird optimal auf die Größe des Ovars eingeschränkt, wobei weniger das Gewebe nach oben und unten abzugrenzen ist, als vielmehr das seitliche, um das Ovar liegende Gewebe, da durch dieses Gewebe bei der räumlichen Ansicht durchgeschaut werden muß. Das Ovar stellt sich mit unterschiedlicher Echogenität dar. Das Parenchym ist echoreich und die im Ovar vorkommenden Follikel sind echoarm bis echoleer (Abb. 4.3).

Das räumliche Bild der Brust kann nicht die gesamte Brust erfassen, sondern nur einen Ausschnitt des Gesamtorgans. Dies liegt daran, daß das Pendelvolumen nicht entsprechend groß gewählt werden kann, zudem erlaubt die Geometrie des Organs nicht die Erfassung in einem Untersuchungsschritt. Das Pendelvolumen wird auch hier möglichst klein gewählt, um eine möglichst hohe Auflösung im untersuchten Areal zu erhalten, da sich die aufzunehmenden 60 US-Schnitte entsprechend auf dieses kleine Areal verteilen.

Der Brustdrüsenkörper stellt sich echoreich dar und ist nach oben und unten vom echoarmen Fettgewebe umgeben. Durch den Drüsenkörper ziehen Fettgewebestränge, die ein etwas „unruhiges" Bild des Drüsenkörpers verursachen (Abb. 4.4 und 4.5).

Die Kenntnis der beschriebenen 3D-Bilder ist die Voraussetzung dafür, pathologische Befunde von diesen Normalbefunden abgrenzen zu können. Da auch bei diesen Normalbefunden viele Normvarianten, insbesondere in der 3D-Darstellung der Brust möglich sind, stellt die Rekonstruktion vieler unauffälliger Befunde die Basis für die richtige Beurteilung pathologischer Veränderungen dar.

Dreidimensionale transparente Darstellung von Leber und Niere

Die Leber ist ein zu großes Organ, um sie in einem 3D-Untersuchungsvorgang komplett zu erfassen. Sie ist deutlich größer als das Schallfenster des Schallkopfes, so daß nur Ausschnitte in einer 3 D-Untersuchung erfaßt werden können. Auch hier gilt, daß ein möglichst kleines Pendelvolumen gewählt wird, um eine hohe Auflösung zu erreichen.

Das Lebergewebe stellt sich in mittlerer Echogenität dar, die Blutgefäße sind echoleer, ebenso die Gallenblase. Die Gallengänge sind von echoreichen Wänden umgeben (Abb. 4.6–4.8).

Die Niere zeigt ein im Vergleich zum Kelchsystem echoarmes Parenchym, das Nierenbecken hebt sich echoreich davon ab. Die Nachbarschaft zur Leber bzw. zur Milz kommt im 3 D-Bild zur Darstellung (Abb. 4.9 und 4.10).

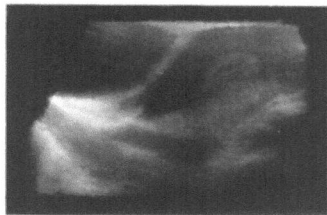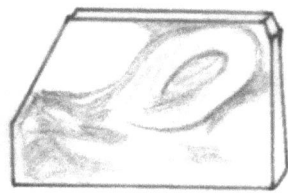

Abb. 4.1. Im räumlichen Bild ist deutlich die birnenförmige Gestalt des Uterus abgrenzbar. Der echoleere Raum am *rechten oberen Bildanteil* entspricht der gefüllten Harnblase. Das den Uterus überziehende Blasendach ist echoreich dargestellt, das Myometrium von mittlerer Echogenität und das Endometrium wieder echoreich

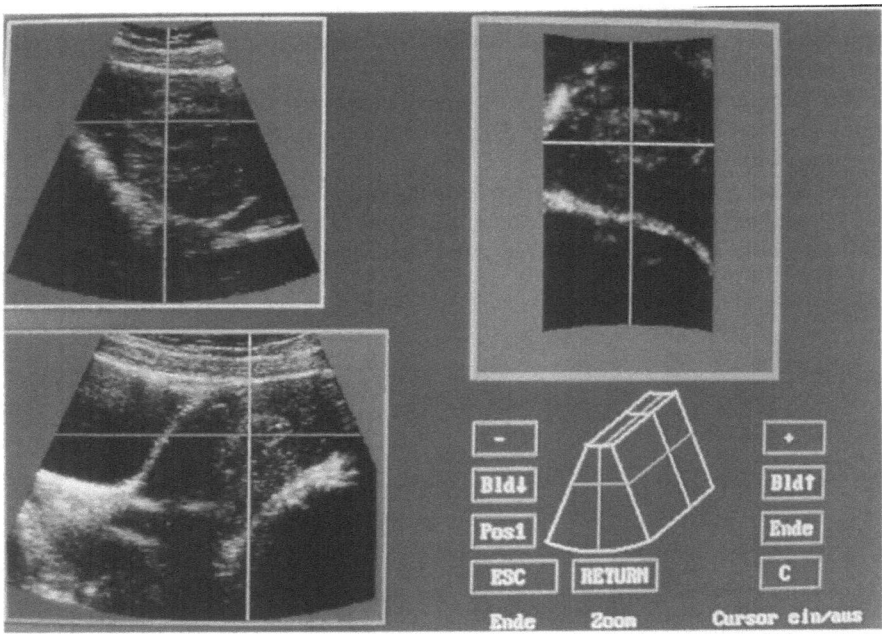

Abb. 4.2. Das in Abb. 4.1 gezeigte räumliche Bild des Uterus kann nun in 3 senkrecht aufeinanderstehende Ebenen geschnitten werden: in einen Längs-, Quer- und Horizontalschnitt. Im Bild ist *unten rechts* das dargestellte Volumen schematisch aufgeführt. Die *3 eingezeichneten Linien* stellen die Positionen der Schnittebenen dar. *Links daneben* ist der Längsschnitt durch das berechnete Volumen dargestellt, der Uterus mit deutlich abgrenzbarem Endometrium ist geschnitten. *Oben links* wird der Querschnitt durch den räumlichen Körper gezeigt, in den beiden anderen Schnitten ist dabei die Position dieses Schnittes aufgeführt. *Oben rechts* kommt der Horizontalschnitt zur Darstellung. Diese Schnittführung ist sonographisch nicht möglich. Da der Uterus in Längsschnittführung abgependelt wurde, stellen die Quer- und Horizontalschnitte berechnete Schnitte dar. Das Auflösungsvermögen entspricht dabei dem originalen konventionellen US-Schnitt. Am Bildschirm können die dargestellten Linien „real-time" durch das berechnete Volumen durchgefahren werden. Das aktuelle 2D-Schnittbild kommt zur Darstellung und es besteht somit die Möglichkeit, alle Ebenen in fraglichen Befunden zu vereinen, um diese Befunde auf diese Art in 3 Ebenen sicherer abzuklären

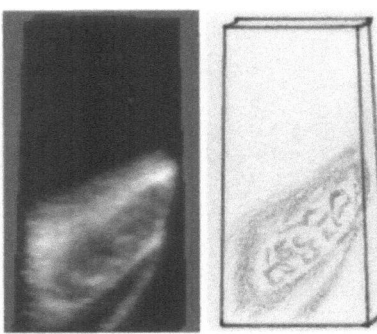

Abb. 4.3. Das nur 3×2 cm große Ovar ist als echoärmeres Volumen deutlich von seiner Umgebung abgrenzbar. Die Harnblase ist in der *oberen Bildhälfte* geschnitten dargestellt. Im Ovar befinden sich kleine Follikel. Die äußere Form ist geometrisch gleichmäßig

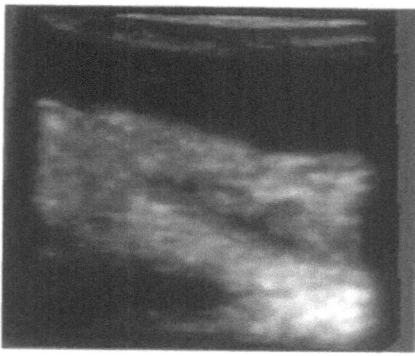
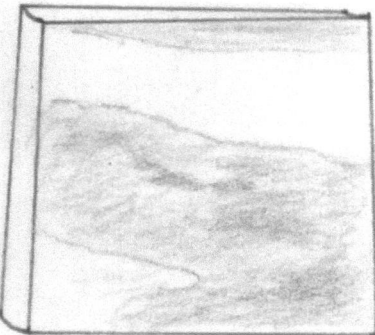

Abb. 4.4. Transparente räumliche Darstellung eines gesunden Brustdrüsenkörpers. Der Brustdrüsenkörper kommt echoreich zur Darstellung, das umliegende Fettgewebe ist echoarm. Im Drüsenkörper sind keine umschriebenen Herdbefunde nachweisbar, obwohl er durch Fetteinlagerungen nicht gleichmäßig echoreich erscheint

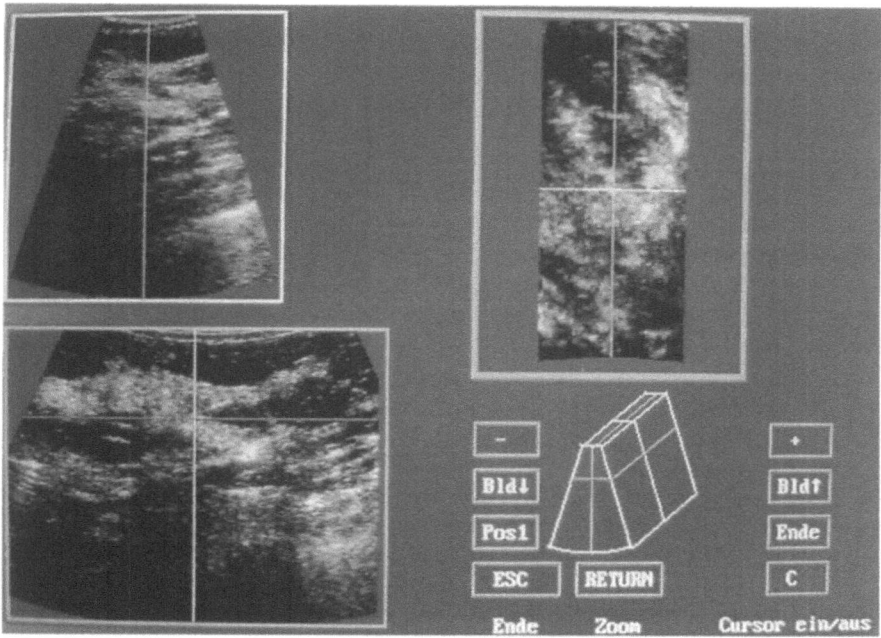

Abb. 4.5. Das in Abb. 4.4 gezeigte räumliche Bild kann in 3 senkrecht aufeinanderstehenden Ebenen geschnitten werden. Die Ebenen können am Bildschirm kontinuierlich durch das Volumen gefahren werden, um so systematisch den dargestellten Körper zu beurteilen. In allen 3 dargestellten Ebenen zeigt sich ein unauffälliger Drüsenkörper. Diese Möglichkeit der systematischen dreidimensionalen Aufarbeitung eines untersuchten Gewebes war bisher nur der MRT und CT möglich

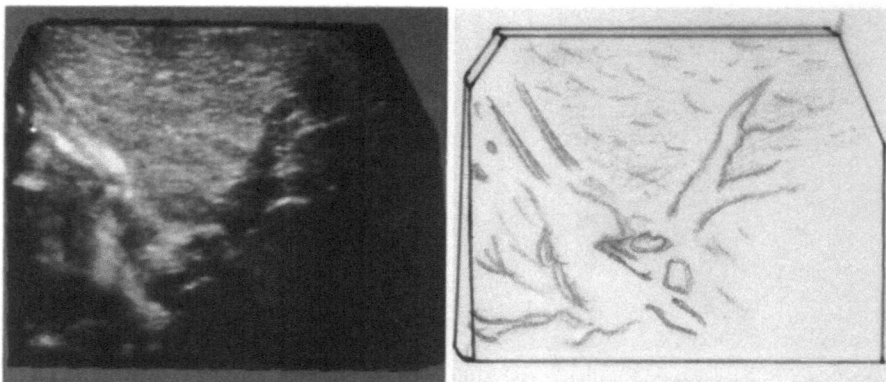

Abb. 4.6. Räumliche Darstellung eines Ausschnitts aus der Leber. Das etwas inhomogene Lebergewebe zeigt sich echoarm, darin sind deutlich die echofreien Blutgefäße auszumachen. Die Gallengänge erscheinen echoreich begrenzt

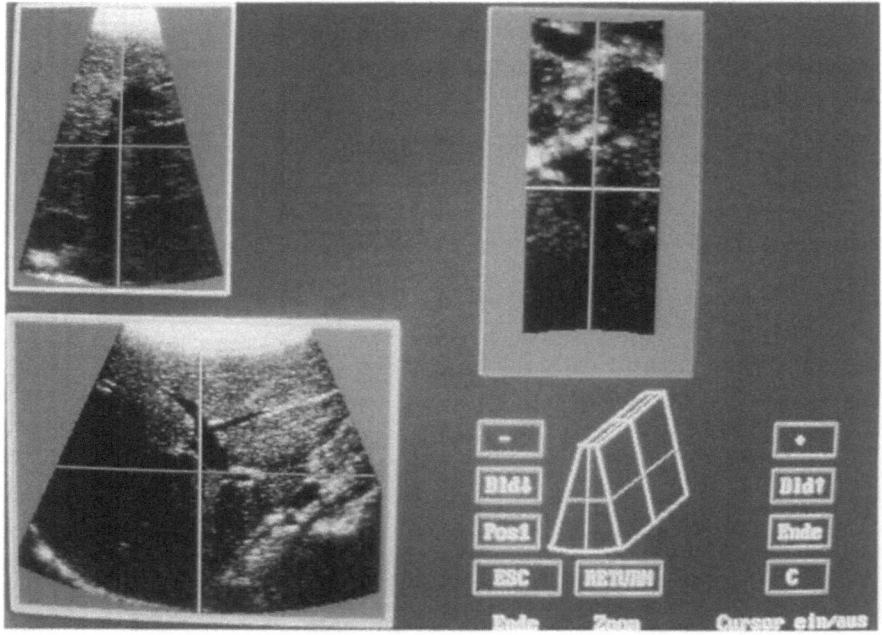

Abb. 4.7. Im Längs-, Quer- und Horizontalschnitt, die durch das berechnete Volumen gelegt werden können, zeigt sich das Lebergewebe ebenfalls unauffällig

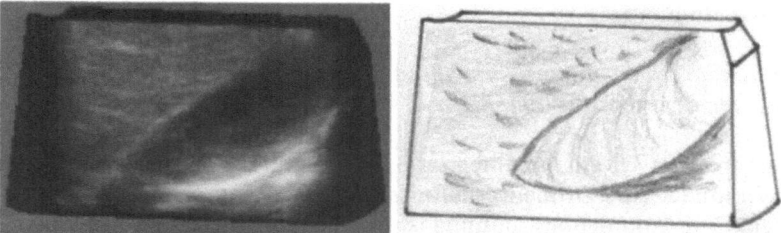

Abb. 4.8. Im normalen Lebergewebe kommt die gefüllte Gallenblase echoleer zur Darstellung

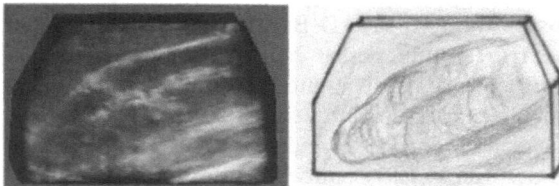

Abb. 4.9. Transparentes räumliches Bild einer gesunden rechten Niere. Der *obere Pol* der Niere ist im vorliegenden Bild abgeschnitten. *Zentral* in der Niere kommt das echoreichere Kelchsystem zur Darstellung, davon abgegrenzt zeigt sich das echoärmere Parenchym. Kranial der Niere ist die Leber dargestellt

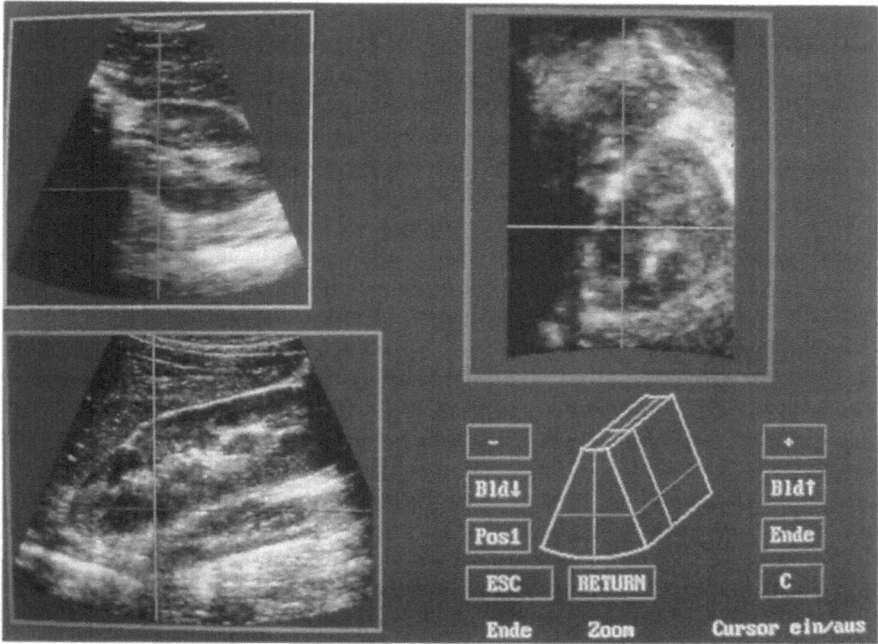

Abb. 4.10. In allen 3 Schnittebenen zeigt sich ein unauffälliges Bild der Niere

4.1.2 Pathoanatomie

Dreidimensionale transparente Darstellung pathologischer Veränderungen des Uterus, der Ovarien und der Brust

Uterus. Tumoren des Uterus kommen im 3D-Bild gut zur Darstellung. Dabei können insbesondere die Größenverhältnisse zwischen Tumor und Uterus gezeigt werden. Eine Volumenbestimmung ist möglich, um Verlaufsuntersuchungen bezüglich der Größe durchzuführen. Die häufigsten Tumoren des Uterus sind die Myome (Abb. 4.11 und 4.12). Durch Verabreichung von Gestagenen oder durch Absenkung des Östrogenspiegels durch GnRH-Agonisten können Myome verkleinert werden. Ein medikamentöser Therapieerfolg kann objektiv nachgewiesen oder ausgeschlossen werden. Im 3D-Bild kann eine Organzugehörigkeit durch die räumliche Darstellung besser beurteilt werden. Dies ist wichtig bei Tumoren im kleinen Becken, die differentialdiagnostisch nicht eindeutig den Adnexen oder dem Uterus zuzuordnen sind.

Uterusanomalien, z. B. ein Uterus bicornis, können mit Hilfe der 3D-Methode leicht diagnostiziert werden (Abb. 4.13). Dabei führt weniger das 3D-Bild zur richtigen und einfachen Diagnose als vielmehr die Möglichkeit, das räumliche Bild in Längs-, Quer- und Horizontalschnitte zu schneiden. Das Organ kann in diesen Ebenen „real-time" systematisch durchgescannt und nach Auffälligkeiten abgesucht werden. Schnitte, die mit konventioneller Sonographie nicht möglich sind, können berechnet werden. Dabei kann der Verlauf des Endometriums, der auf eine Uterusanomalie wie beim Uterus bicornis hinweisen kann, exakt verfolgt und die Diagnose gestellt werden.

Tumoren des Ovars. Tumoren des Ovars sind im 3D-Bild problemlos darstellbar. Sowohl zystische als auch solide Tumoren sind räumlich als solche gut zu erkennen. Bei Tumoren mit soliden und zystischen Anteilen kann das Verhältnis beider Tumoranteile beurteilt werden. Die Tumorbasis ist oft einfach darstellbar. Mehrkammerige Tumoren können leichter beurteilt werden als mit Hilfe der konventionellen Sonographie, da das räumliche Bild den gesamten Tumor erfaßt, während das konventionelle US-Bild diesen nur schnittweise darstellt. Verlaufsuntersuchungen sind exakt möglich, da unabhängig von der Schallkopfführung – es wird immer das gesamte Gewebe erfaßt – der Tumor gezeigt wird. Darüber hinaus kann das Gewebe in den 3 beschriebenen Ebenen geschnitten werden. Diese Bearbeitung kann an dem einmal aufgenommenen Organ systematisch und ohne störenden Einfluß, wie z. B. durch Bewegungen des Patienten, erfolgen.

Unsere bisherige Erfahrung zeigt, daß maligne Tumoren im räumlichen Bild ein anderes Aussehen haben, als benigne (Abb. 4.14 – 4.22).

Bei der Aufnahme ist darauf zu achten, daß das Pendelvolumen dem Tumor derart angepaßt ist, daß dieser in seiner ganzen Ausdehnung erfaßt wird.

Bislang wurden 19 Patientinnen mit Ovarialtumoren – 9 maligne und 10 benigne – mit Hilfe dieser neuen Methode untersucht. Die Unregelmäßigkeit der Binnenechoes und der äußeren Form hat bei 8 der 9 malignen Tumoren die richtige Diagnose veranlaßt. 9 der 10 benignen Tumoren wurden durch ihre glatte Begrenzung und die Regelmäßigkeit der Binnenstrukturen des Tumors richtig als gutartig eingestuft.

In einem kuriosen Fall wurde klinisch bei einer 78jährigen Patientin von einem Ovarialkarzinom ausgegangen. Im 3 D-Bild (Abb. 4.23 und 4.24) konnte der zystisch-solide Unterbauchtumor, der der Harnblase direkt aufsaß, eindeutig als sehr großer Gallenstein bei Gallenblasenhydrops, der bis ins kleine Becken reichte, identifiziert werden. Der intraoperative Befund bestätigte die 3 D-Diagnose.

Problematisch ist die objektive Dignitätseinteilung der Ovarialtumoren entsprechend ihrem 3 D-Bild und ihrer Darstellung in den 3 Ebenen. Weder die Echogenität noch die Schärfe oder Unschärfe eines Tumors im 3 D-Bild lassen sich objektiv oder mathematisch ausdrücken. So beruht momentan die Einteilung bezüglich der Dignität nur auf dem visuellen Eindruck des Untersuchers. Die Dignitätsdiagnostik ist hier also eine „Blickdiagnose". Auch im 3 D-Bild bleibt bezüglich dieser Fragestellung die 3 D-Diagnostik der subjektive „sehende Finger" (Hansmann 1985). Problematisch ist weiter, daß z. Z. die 3 D-Diagnostik durch Vaginalsonographie noch nicht möglich ist. Die bekannten Nachteile der Abdominalsonographie in der Beurteilung des inneren Genitale bleiben auch hier bestehen.

Der große Vorteil dieser neuen Diagnostik ist zum einen in der Erfassung eines pathologischen Prozesses in dessen Gesamtheit zu sehen, zum anderen gelingt die Zuordnung dieser Veränderungen zu den Organen des kleinen Beckens leichter. Während mit Hilfe der konventionellen Sonographie nur einzelne Schnitte von Tumoren oder anderen Veränderungen dargestellt werden können, vermag die 3 D-Diagnostik durch einen einzigen Untersuchungsvorgang die gesamte Region aufzunehmen. Durch entsprechende Wahl der AOI („area of interest") können dann die räumlich darzustellenden Strukturen eingegrenzt werden. Die Organzuordnung gelingt im 3 D-Bild deutlich leichter als durch die konventionelle Darstellung. Vorteilhaft in der Tumordiagnostik ist weiter, daß hier erstmals Möglichkeiten offenstehen, die bislang nur aus der MRT und CT bekannt waren: das Schneiden des Organs und seiner Veränderungen in Längs-, Quer-, Schräg- und Horizontalschnitte. Sonographisch nicht realisierbare Schnitte werden dabei berechnet und dargestellt. Diese Ebenen können in fraglichen Befunden zusammengeführt werden und die betreffenden Stellen in der Ansicht aller Ebenen analysiert werden. Dies vermag die diagnostische Sicherheit zu erhöhen.

Unsere Erfahrung zeigt, daß die Dignitätsbeurteilung des Ovarialtumors im 3 D-Bild entsprechend der Unschärfe der Tumorgrenzen und der Beschaffenheit vorhandener Binnenstrukturen mit hoher Sicherheit gelingt. Die Unschärfe maligner Tumoren kann folgendermaßen erklärt werden: das räumliche Bild des Tumors setzt sich aus bis zu 60 einzelnen transparenten US-Bildern zusammen. In jedem der einzelnen US-Schnitte weist der maligne Tumor entsprechend seiner malignen Natur eine etwas andere Kontur auf. Das Addieren der vielen Schnitte zum 3 D-Bild führt also zu einem unscharfen räumlichen Bild dieses Tumors.

Die räumliche Darstellung des Uterus und seiner Veränderungen z. B. Myome) ist für deren Lokalisation von Vorteil. Durch die Volumenbestimmung der Myome kann eine Hormontherapie überwacht und als effektiv objektiv beurteilt werden. In der konventionellen Sonographie kann die Größenbestimmung solcher Veränderungen nur im 2 D-Bild durch die Bestimmung der Längs- und Querdurchmesser erfolgen. Flächenbestimmungen werden ebenfalls herangezogen. Für eine exakte Verlaufsuntersuchung muß aber gewährleistet sein, daß exakt dieselbe Schnittebene wiedergefunden wird, damit die Maße vergleichbar sind. Diese Problematik entfällt in der 3 D-Sonographie, da hierbei das Volumen der Veränderungen unabhängig von der Schallkopfposition und Schnittebeneneinstellung genau erfaßt werden kann.

Die 3 D-Darstellung von Endometrium- und Zervixkarzinomen scheint nicht von gleicher Wichtigkeit und Zuverlässigkeit zu sein wie die Darstellung von Ovarialtumoren, da der vaginale Zugangsweg in dieser Diagnostik erforderlich ist.

Untersuchung von gut- und bösartigen Mammatumoren. Brusttumoren stellen sich sonographisch meist echoärmer als das umliegende Brustdrüsengewebe dar. Da die Tumoren oft direkt im echoreichen Drüsenkörper liegen, sind sie von diesem gut zu unterscheiden. Während gutartige Tumoren, die Fibroadenome und Zysten und maligne Tumoren als solche Herdbefunde im 3 D-Bild gut abgrenzbar sind, stellt sich Mastopathie, also Umbauprozesse des gesamten Brustdrüsenkörpers, schlechter dar (Abb. 4.25 – 4.36). Die Unregelmäßigkeit dieser Veränderung ergibt ein „unruhiges" Bild.

Mittlerweile wurden 41 Patientinnen mit sonographisch nachweisbarem Brusttumor mit Hilfe der 3 D-Methode untersucht. Dabei wurde 38mal die Dignität richtig beurteilt. 23 Patientinnen waren an einem Malignom erkrankt. Bei 22 dieser Patientinnen wurde der maligne Tumor im 3 D-Bild ohne Kenntnis vorangegangener Untersuchungen auch als maligne eingestuft. 18 Patientinnen wiesen einen benignen Brusttumor auf. Die 3 D-Ultraschalldiagnostik war hier in 16 Fällen richtig, in 2 Fällen wurde der gutartige Tumor fehlerhaft als maligne eingestuft.

Als *Kriterium für Malignität* galt die Unschärfe des Tumors, als *Kriterium für Benignität* seine Schärfe im 3 D-Bild. Zusätzlich wurden durch alle räumlich rekonstruierten Tumoren die beschriebenen Längs-, Quer- und Horizontalschnitte gelegt, was die sonographische Treffsicherheit zu erhöhen vermag.

Wie unsere ersten vorliegenden Studien zeigen, verspricht diese neue Methode einen weiteren Beitrag in der Dignitätsdiagnostik von Tumoren zu erbringen. Ein wichtiges Merkmal eines malignen Tumors ist seine unregelmäßige Form. Dies führt dazu, daß in jedem der maximal 60 US-Schnitte, die in der vorgestellten 3 D-Methode zum räumlichen Bild des Tumors zusammengesetzt werden, diese äußere Tumorbegrenzung variiert. Ein unscharfes, bizarres Bild des malignen Tumors resultiert daraus.

Entsprechend gegensätzlich stellt sich das räumliche US-Bild des benignen Tumors dar. Dessen äußere Form ist meistens geometrisch einfach und gleichmäßig, so daß die Vielzahl der US-Schnitte zu einem scharfen 3 D-Bild addiert werden. Die Möglichkeit, den Tumor in verschiedenen Ebenen zu schneiden, erweitert die konventionelle Sonographie zusätzlich. Dadurch werden Schnitte möglich, die sonographisch nicht zu erreichen sind, wie z. B. ein Horizontalschnitt. Somit kann bereits die Sicherheit der Tumordiagnostik aus dem einzelnen 2 D-Bild erhöht werden.

Problematisch ist, daß das Ergebnis der vorliegenden Studie nicht statistisch oder mathematisch ausdrückbar ist. Da die Dignitätsbeurteilung aus dem räumlichen Bild direkt ohne Ermittlung von Meßgrößen erfolgt, ist lediglich die Zuordnung „maligne" oder „benigne" möglich. Versuche werden in Zukunft unternommen werden müssen, um diese subjektiven Kriterien zu objektivieren.

Zum ersten Mal erlaubt dieses neue Verfahren eine exakte Volumenbestimmung von sonographisch darstellbaren Strukturen, wie z. B. Organen, Tumoren oder Metastasen. Daraus resultiert, daß sehr genaue Verlaufsuntersuchungen bezüglich des Volumens zu erheben sind, was von besonderer Wichtigkeit für die Einschätzung eines Therapieerfolges bei Tumoren und Metastasen ist.

Eine weitere bislang nicht vorhandene Möglichkeit bietet diese neue Methode, indem sie erstmals eine lückenlose Dokumentation des untersuchten Gewebes erlaubt. Während bei der Dokumentation der konventionellen US-Untersuchung auf Videoband die Schallkopfführung nicht erfaßt werden kann, ist mit Hilfe der 3 D-Methode die Dokumentation lückenlos, da das gesamte Organ unabhängig von der Schallkopfposition aufgezeichnet wird.

Die vorgestellte Methode erbringt eine Auflösung des dargestellten Objekts von ca. 0,1 − 0,2 mm. Auch die berechneten US-Schnitte erreichen diese Auflösung. Somit ist eine Bildqualität erreicht, die nur von wenigen konventionellen US-Geräten erreicht wird. Hinzu kommt, daß mit Hilfe dieses neuen 3 D-Schallkopfes eine konventionelle US-Untersuchung einschließlich der Duplexuntersuchung problemlos durchgeführt werden kann, so daß die 3 D-Methode alle sonographischen Möglichkeiten in sich vereint.

Mit der vorgestellten neuen Methode gelingt erstmals die systematische sonographische Aufarbeitung eines Mammatumors: durch das systematische Abscannen des Tumors und Gewinnung der aus maximal 60 Schnitten bestehenden koordinierten Schnittbildfolge. Dadurch scheint eine bislang relativ erfolglose Methode − die Gewebeanalyse von Tumoren − neue Perspektiven zu bekommen. Während bislang versucht wurde, aus wenigen fraglich repräsentativen und mehr oder weniger willkürlich gewählten US-Schnitten eines Tumors über die Grauwertverteilung, Frequenzanalyse oder Rohdatenanalyse auf dessen Dignität zu schließen, gelingt mit Hilfe der 3 D-Darstellung erstmals die systematische sonographische Aufarbeitung des Tumors. Besonders wichtig ist dabei, daß alle US-Schnitte den gleichen Bedingungen durch ihre gleiche Schallkopfposition unterliegen. Ein Verrutschen des Schallkopfes zwischen den einzelnen Schnitten ist hier nicht gegeben. Durch die Analyse des Gewebes in jedem US-Schnitt, d. h. eine räumliche sonographische Analyse, kommt dieses Verfahren der Systematik der histologischen Aufarbeitung sehr gleich. Durch entsprechende Wahrscheinlichkeitsberechnungen verspricht die Dignitätsbeurteilung aus der Vielzahl der US-Schnitte sehr zuverlässig zu werden.

Pathologische Veränderungen von Oberbauchorganen

Die 3 D-Diagnostik pathologischer Veränderungen in den Oberbauchorganen kann Tumoren, Metastasen sowie den Gallensteinnachweis umfassen (Abb. 4.37). Gallensteine sind im 3 D-Bild gut auszumachen. Die Anzahl und Lage ist gut beurteilbar, und für die Lithotripsie kann dies entscheidende Vorteile bringen. Die Tumordarstellung kann in der beschriebenen Weise einen Hinweis auf die Dignität geben.

Von großer Wichtigkeit ist die Untersuchung von Lebermetastasen. Diese stellen sich meist echoärmer und inhomogener als das umliegende homogene Lebergewebe dar und sind oft von einem schmalen echoreichen Rand umgeben (Abb. 4.38). Eine genaue Lokalisationsdiagnostik ist möglich. Dies ist z. B. für die chirurgische Behandlung solitärer Lebermetastasen wichtig. Präoperativ kann die Lokalisation exakt bestimmt und die Operationsplanung darauf abgestimmt werden. Weiter besteht die Möglichkeit, mit Hilfe dieses Verfahrens das Volumen von Metastasen mit sehr großer Genauigkeit zu ermitteln, um in Verlaufskontrollen die Effektivität einer Chemotherapie abzuschätzen. In der bisherigen konventionellen US-Diagnostik war es lediglich möglich, aus der Länge, Höhe und Breite der pathologischen Veränderungen auf deren Volumen zu schließen. Dabei ist es problematisch, bei jeder Kontrolle exakt dieselbe Schnittführung wiederzufinden, damit dieselben Parameter erhoben werden können. Dieses Problem entfällt in der 3 D-Darstellung, die unabhängig von der Schallkopfposition aus dem räumlichen Bild eine genaue Volumenbestimmung erlaubt.

--➤

Abb. 4.12. Räumliche Darstellung eines Uterus bicornis. Im 3 D-Bild zeigt sich der myomatöse Uterus von nicht runder, ungleichmäßiger Form. Die Diagnose des Uterus bicornis läßt sich aus dem räumlichen Bild nicht stellen, dafür nach Schneiden des räumlichen Bilds in Längs-, Quer- und Horizontalschnitte. Deutlich grenzt sich von dem echoarmen Myometrium das echoreiche Endometrium ab

Abb. 4.13. Aus den 3 hier dargestellten Ebenen läßt sich die Diagnose „Uterus bicornis" ableiten. Bei konventioneller Sonographie ist ein Horizontalschnitt nicht möglich. Im 3 D-Bild zeigt sich, wie das Endometrium in die beiden Uterushörner auseinanderläuft

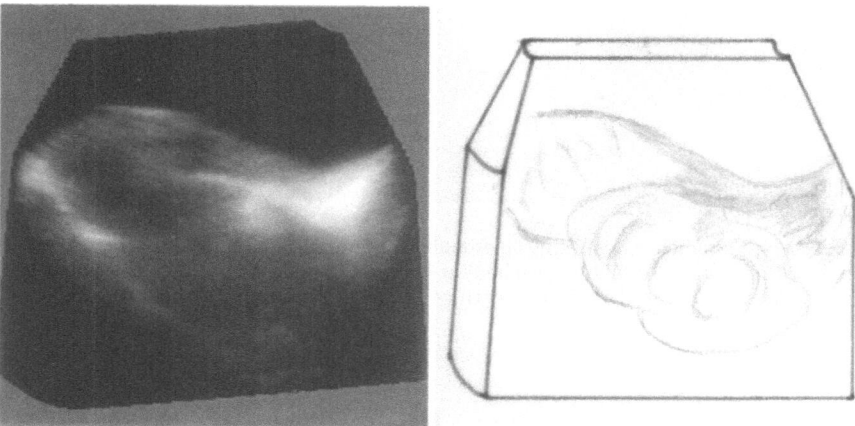

Abb. 4.11. Räumliche transparente Darstellung eines Uterus myomatosus. *Unterhalb* der echoleeren Harnblase kommt der unregelmäßig begrenzte Uterus zur Darstellung

4.12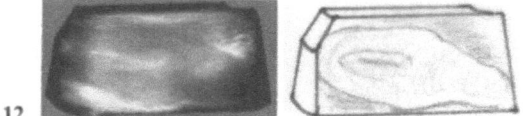

4.13

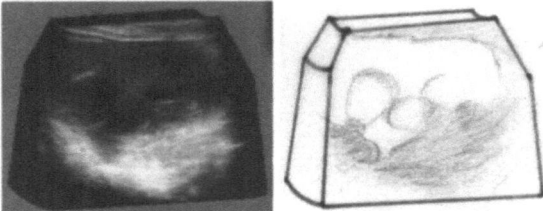

Abb. 4.14. Räumliche Darstellung eines malignen Ovarialtumors. Im zystischen mehrkammrigen Tumor sind deutlich unregelmäßig begrenzte solide Strukturen auszumachen. Im räumlichen Bild kann der Tumor in seiner gesamten Ausdehnung erfaßt werden

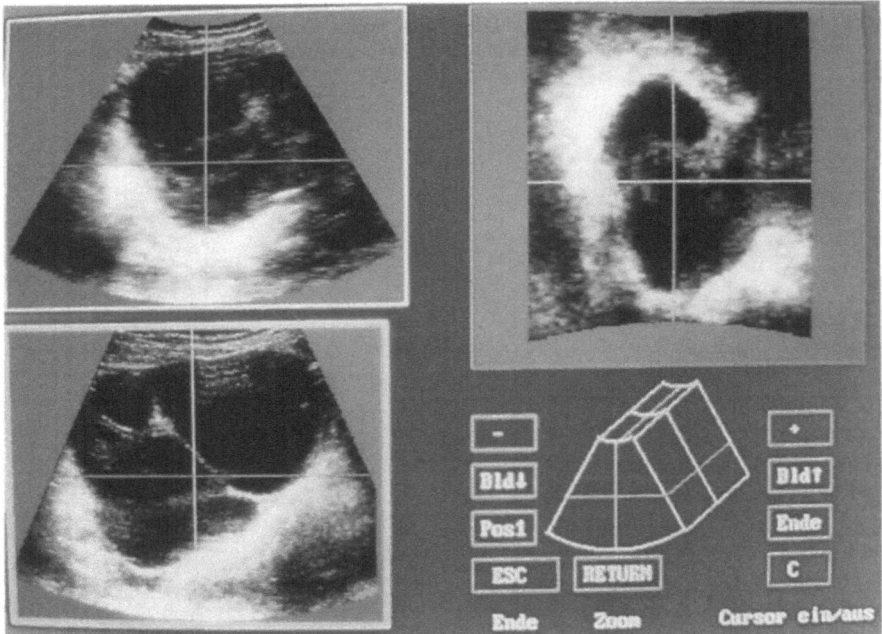

Abb. 4.15. Das in Abb. 4.14 gezeigte räumliche Bild des Tumors wird in der Längs-, Quer- und Horizontalebene geschnitten. In allen 3 Ebenen sind die soliden Anteile im zystischen Tumor auszumachen

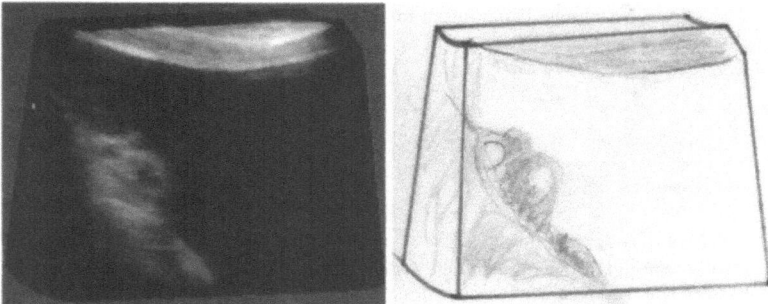

Abb. 4.16. Räumliches Bild eines benignen Ovarialtumors. Der zystische Tumor hat an der Tumorbasis einen kleinen und relativ scharf begrenzten soliden Anteil. Im 3 D-Bild ist durch entsprechende Wahl der ROI nur ein Ausschnitt des Tumors dargestellt

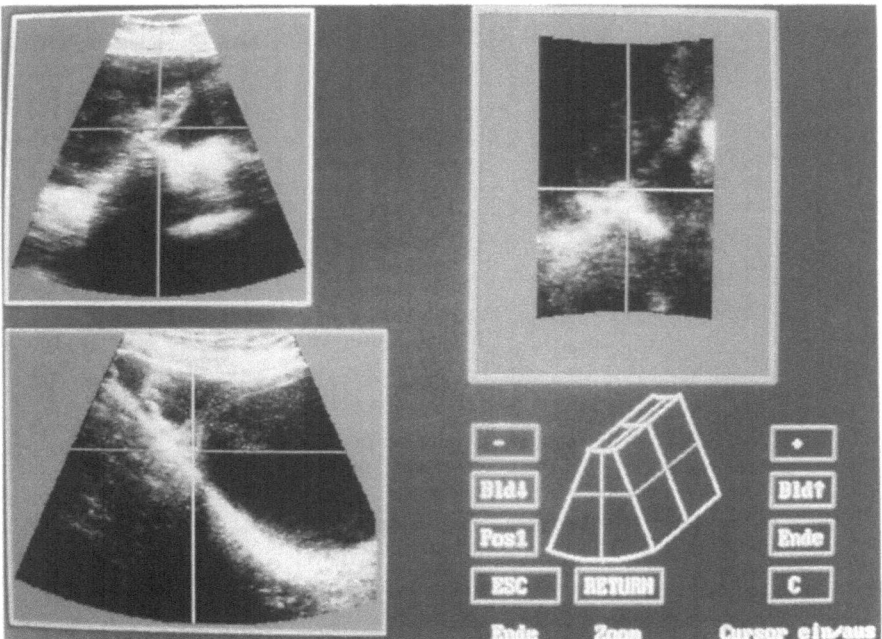

Abb. 4.17. Alle 3 Schnittebenen sind in der Tumorbasis mit deren solidem Anteil zusammengeführt. Somit kann in allen 3 Ebenen dieser Bereich beurteilt und dadurch die diagnostische Sicherheit erhöht werden

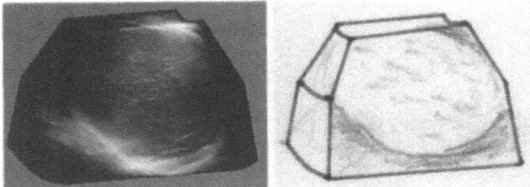

Abb. 4.18. 3D-Bild eines gutartigen muzinösen Zystadenoms. Die gallertartige Flüssigkeit führt zu punktförmigen geringen Binnenechos des zystischen Tumors. Der Tumor ist glatt und scharf begrenzt, was für seine Benignität spricht

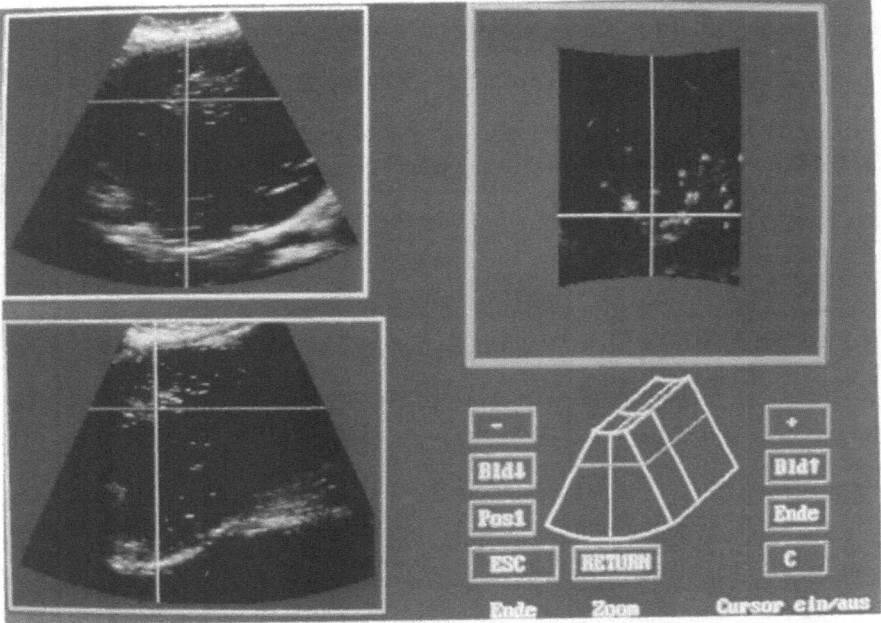

Abb. 4.19. Auch in den 3 Schnittebenen durch den räumlich berechneten Tumor werden seine scharfen Konturen und typischen Binnenechos dargestellt

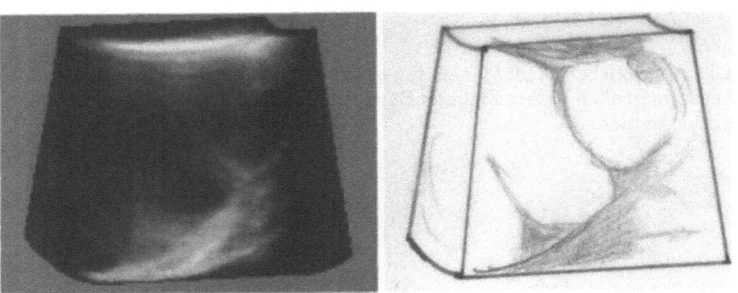

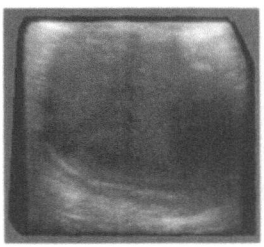 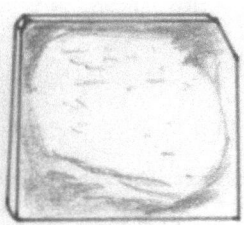

Abb. 4.21. Räumliche Darstellung eines Dermoids. Unterschiedliche echogene Anteile sind im 3 D-Bild auszumachen

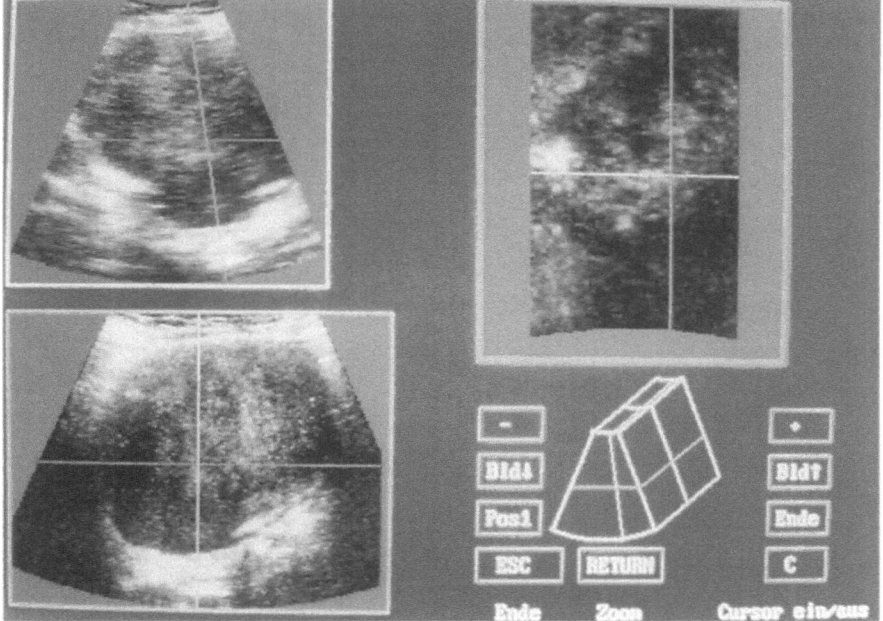

Abb. 4.22. In allen 3 Schnittebenen sind die unterschiedlich echoarmen und echoreichen Anteile des Tumors dargestellt

◄ **Abb. 4.20.** 3 D-Bild eines überstimulierten Ovars in der Sterilitätsbehandlung. Der rein zystische Tumor besteht aus 2 Kammern und ist glatt begrenzt

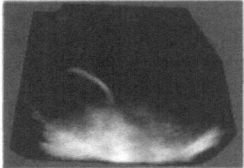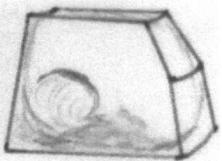

Abb. 4.23. 78jährige Patientin mit zystischem Unterbauchtumor mit soliden Anteilen. Der Tumor lag der Harnblase direkt an. Es wurde der Verdacht auf ein Ovarialkarzinom geäußert. Im 3 D-Bild zeigt sich das typische Bild eines solitären großen Gallensteins in einer extrem dilatierten Gallenblase. Intraoperativ zeigte sich ein Gallenblasenhydrops mit im kleinen Becken gelegenem Gallenstein

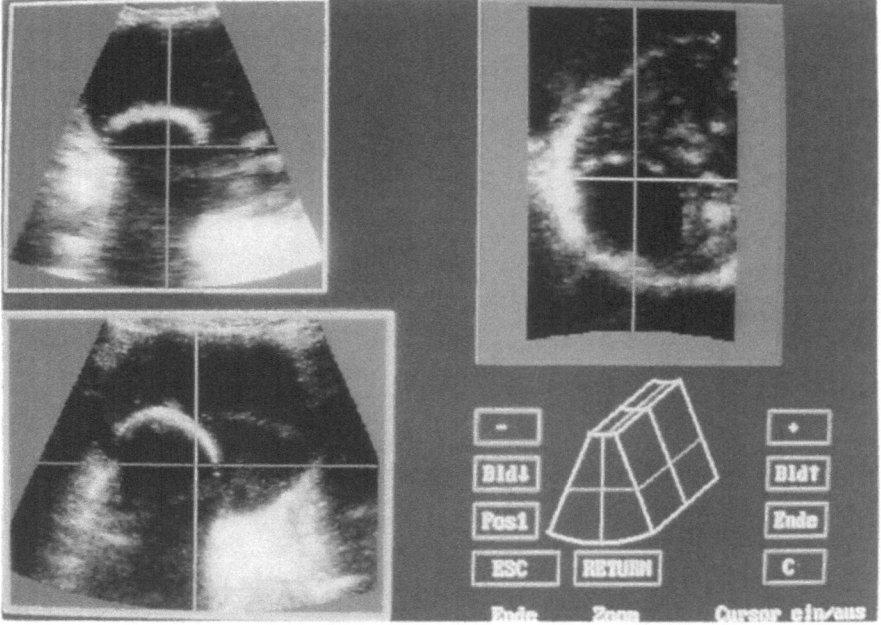

Abb. 4.24. Das Schneiden des räumlich dargestellten Tumors in die 3 Ebenen zeigt ebenfalls die echoreiche Grenzfläche an der Oberfläche des Gallensteins. Aus dem 3 D-Bild kann jedoch die Diagnose des vermeintlichen Ovarialtumors, der sich als Gallenblase mit Stein herausstellte, besser beurteilt werden

▶

Abb. 4.25 a, b. Transparente räumliche Darstellung eines malignen Brusttumors. Der größte Durchmesser betrug im US-Bild 1,6 cm. Die Unschärfe des Befundes führt zur Diagnose „maligne". Die infiltrierende Ausbreitung des Tumors ist deutlich im 3 D-Bild zu erkennen. Das echoreiche umliegende Gewebe entspricht dem übrigen Drüsenkörper. **a** Es wird mehr umliegendes Gewebe dargestellt, deutlich ist der Schallschatten des Karzinoms zu sehen. **b** Hier wird der Tumor aus einem anderen Blickwinkel und mit weniger umliegendem Gewebe gezeigt

Abb. 4.26. Alle 3 Ebenen sind im Zentrum des Tumors zur Deckung gebracht. In den 3 Ebenen sind die Charakteristika des malignen Tumors im 2 D-Bild zu sehen. Der unregelmäßige echoarme Tumor wächst infiltrierend in die Umgebung

4.25

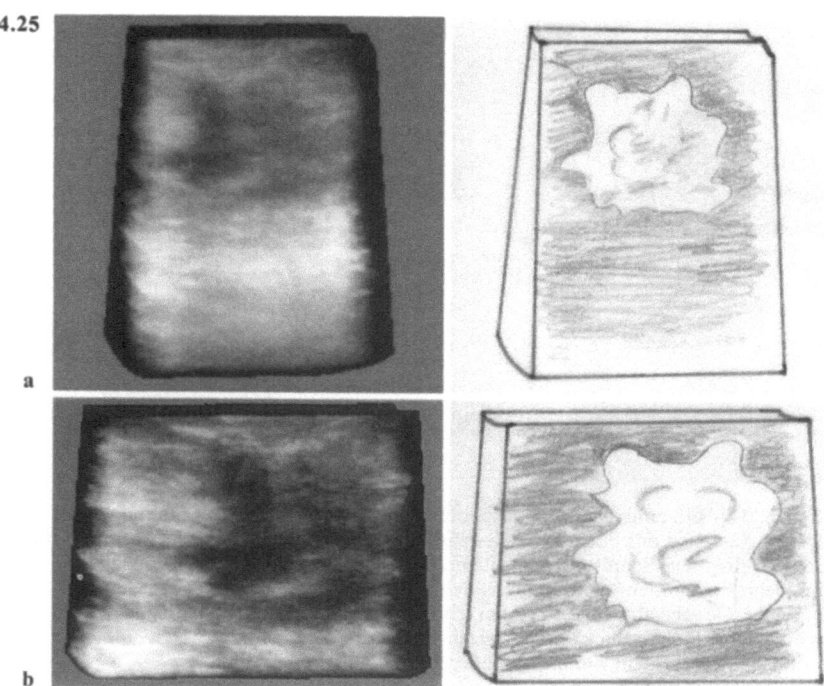

a

b

4.26

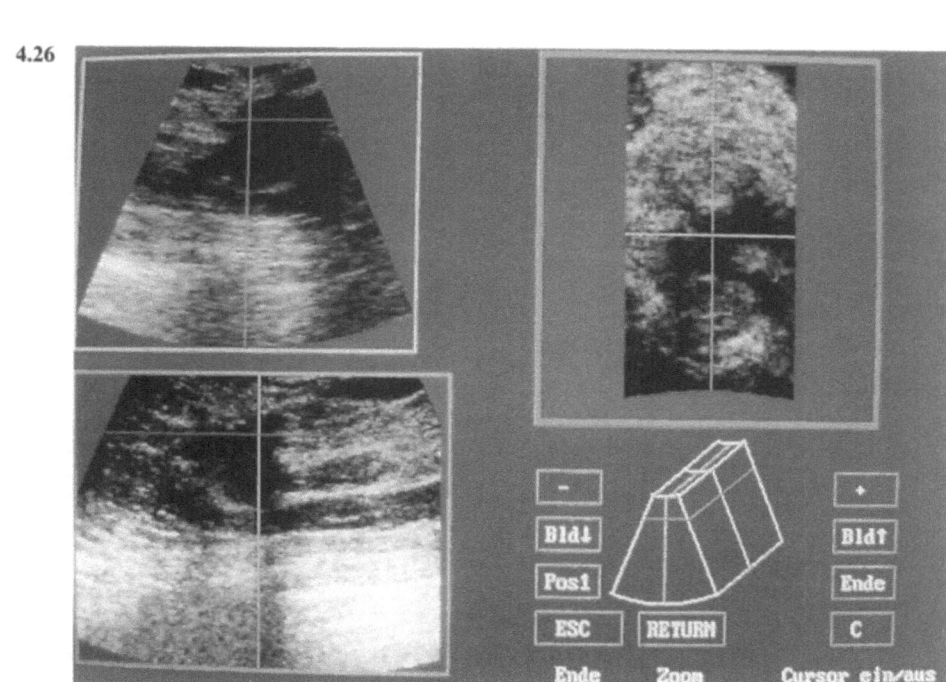

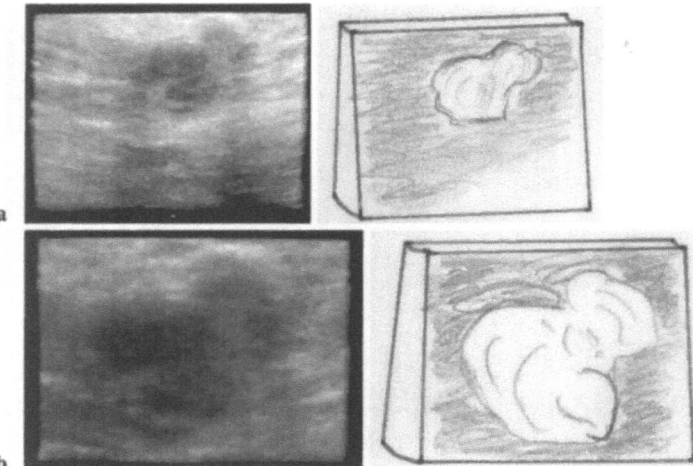

Abb. 4.27 a, b. 3 D-Bild eines Mammakarzinoms. Die Unschärfe des Tumors macht das charakteristische Aussehen des bösartigen Gewebes aus. Die Tatsache, daß die Tumorkontur in jedem der einzelnen US-Schnitte entsprechend der bösartigen Natur des Tumors etwas variiert, führt beim Zusammenfügen aller US-Schnitte zur Unschärfe des Tumors im 3 D-Bild. Das echoreiche Gewebe um diesen Tumor entspricht dem Brustdrüsenkörper. Der Tumor wird aus unterschiedlichen Blickwinkeln gezeigt: **a** mit der Darstellung von viel umliegendem Gewebe und **b** entsprechend ohne die größere Tumorumgebung

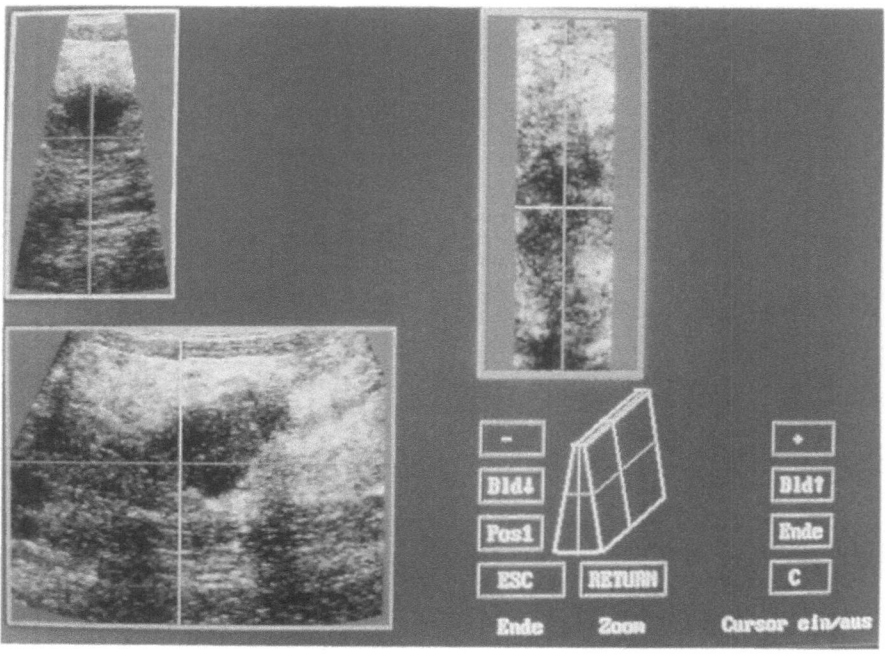

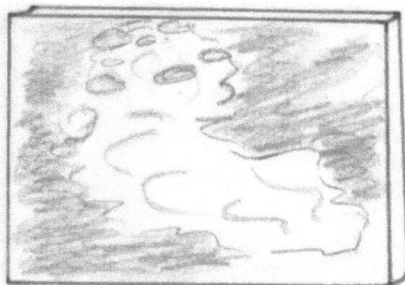

Abb. 4.29. 3D-Bild eines malignen Brusttumors. Sein maximaler Durchmesser im 3D-Bild betrug 1,9 cm. Das räumliche Bild zeigt deutlich die unscharfe Kontur und unregelmäßige Form des Tumors, was im 3D-Bild charakteristisch für einen malignen Tumor ist

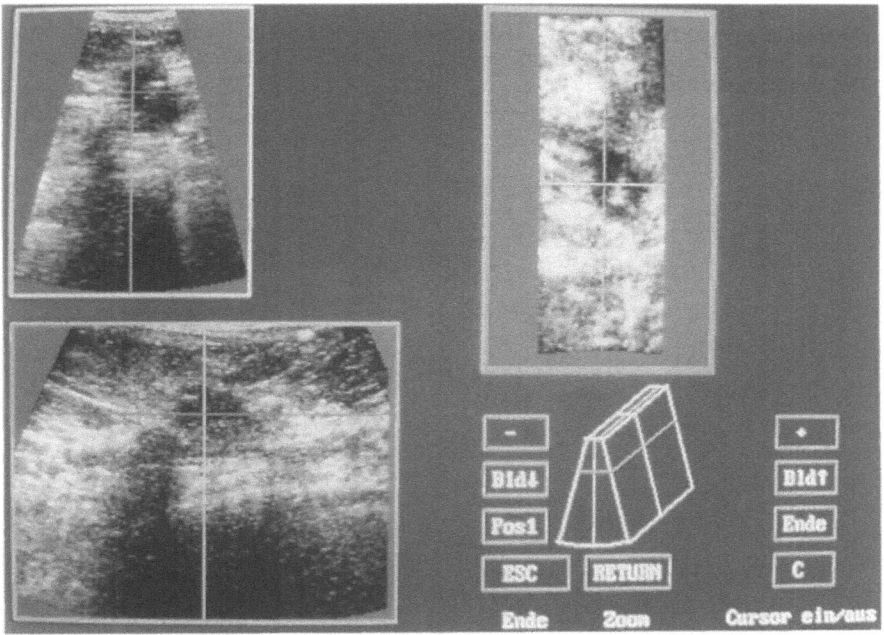

Abb. 4.30. In den einzelnen US-Schnitten durch den räumlich berechneten Körper wird deutlich, daß der Tumor im 2D-Bild relativ scharf begrenzt ist und sich daher nicht zweifelsfrei als maligne darstellt. Hier führt das räumliche Bild zur sicheren Diagnose

◄ **Abb. 4.28.** Auch in der Darstellung des Längs-, Quer- und Horizontalschnittes durch den Tumor kommt dessen bizarre Form zum Ausdruck. Neben dem räumlichen Bild kann die Darstellung dieser 3 Schnittebenen die diagnostische Sicherheit weiter erhöhen

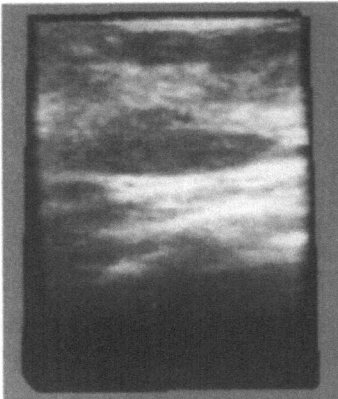 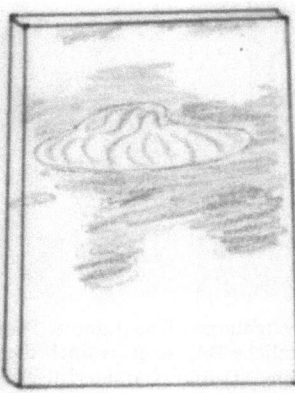

Abb. 4.31. Transparentes räumliches Bild eines gutartigen Brusttumors (Fibroadenom). Der Tumor ist im 3D-Bild scharf und glatt begrenzt. Er zeigt keine Infiltration in das umliegende Gewebe. Das scharfe Tumorbild kommt dadurch zustande, daß der benigne Tumor meist eine regelmäßige geometrische Form hat. Daher ändert sich die Kontur des Tumors beim Abscannen mittels der 3D-Schallkopfführung kaum. Ein scharfes Bild resultiert bei der Addition aller US-Schnitte zum 3D-Bild

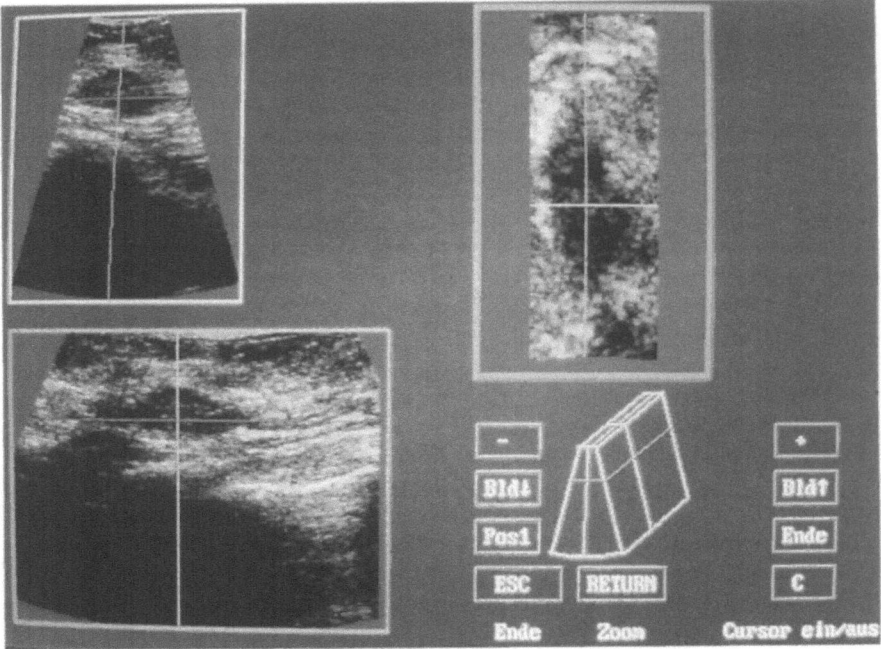

Abb. 4.32. Auch in der Darstellung der 3 senkrecht aufeinanderstehenden Ebenen zeigt sich das typische Bild eines Fibroadenoms. Die scharfe Kontur des 3D-Bildes liefert weitere diagnostische Sicherheit zu den hier gezeigten 2D-Schnitten

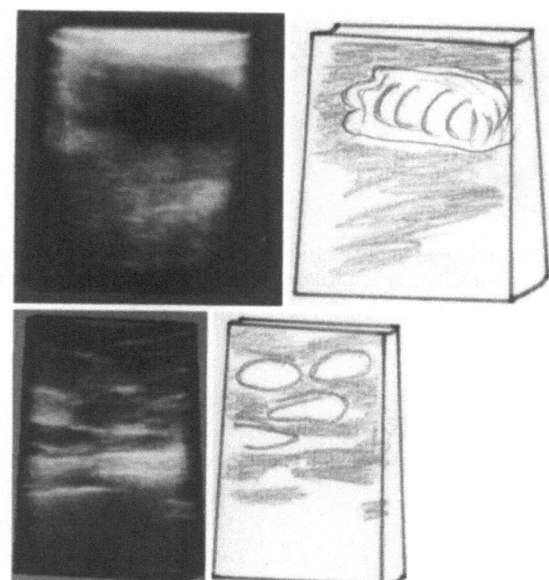

Abb. 4.33 a, b. Räumliches Bild eines gutartigen Brusttumors (Fibroadenom). Der scharf begrenzte Tumor zeigt eine wechselnde Echogenität seiner Binnenstrukturen. **a** Der Tumor wird vergrößert dargestellt, **b** unter Einbeziehung der Umgebung. Dabei zeigt sich im 3 D-Bild, daß in der Tumorumgebung noch 2 kleine glattbegrenzte Zysten (3 und 4 mm im Durchmesser) vorhanden sind

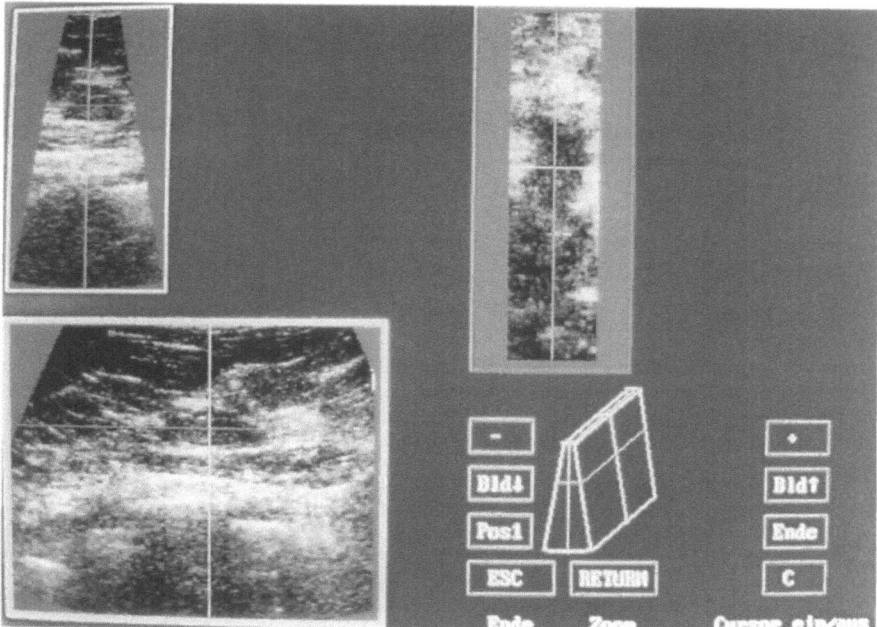

Abb. 4.34. Auch in den 3 Schnittebenen ist das Fibroadenom relativ scharf gegen die Umgebung abgrenzbar und weist die Kriterien eines benigenen Tumors auf

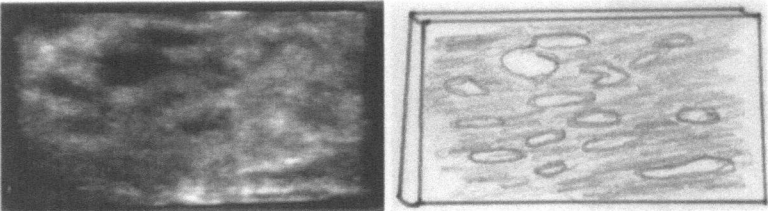

Abb. 4.35. Räumliches transparentes Bild einer mastopathischen Brustdrüsenveränderung. Der klein-zystische Drüsenkörper ist deutlich zu sehen, ohne daß im 3D-Bild ein umschriebener Herdbefund auszumachen ist

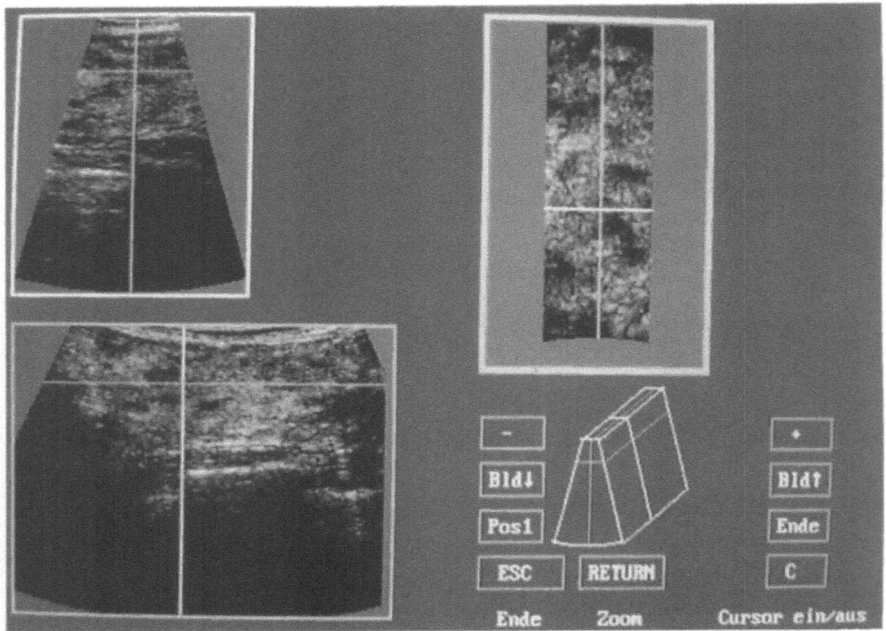

Abb. 4.36. Auch das Schneiden des räumlichen Bildes in einen Längs-, Quer- und Horizontalschnitt zeigt das typische Bild der Mastopathie. Vorteilhaft ist, daß mit Hilfe dieser Methode der räumlich aufgenommene Brustdrüsenkörper systematisch durchgescannt werden kann. Die diagnostische Sicherheit kann dadurch deutlich erhöht werden

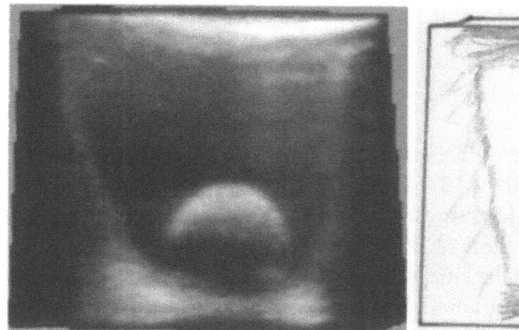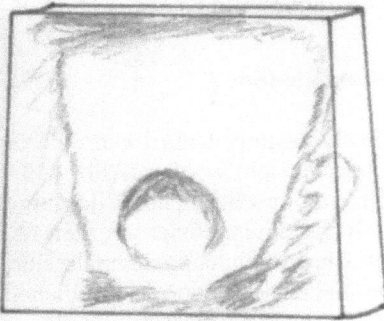

Abb. 4.37. Räumliche transparente Darstellung eines solitären Gallensteins in der Gallenblase. Durch entsprechende Wahl des ROI wird das gesamte umliegende Lebergewebe abgeschnitten und nur die Gallenblase mit Stein dargestellt. Der flüssige Inhalt der Gallenblase ist echoleer, der Stein an seiner dem Schallkopf zugewandten Seite erscheint echoreich

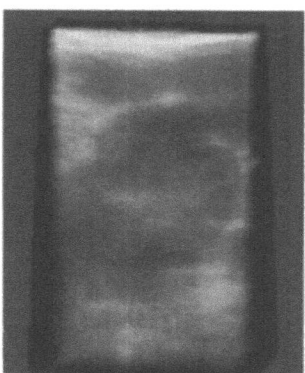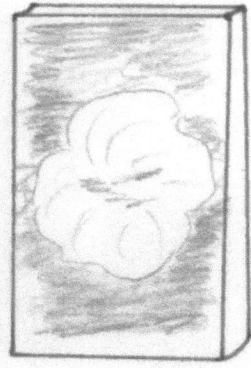

Abb. 4.38. Transparente räumliche Darstellung einer Lebermetastase. Sie ist im 3 D-Bild relativ gut vom gesunden Lebergewebe abzugrenzen. Vorteilhaft ist, daß mit Hilfe dieser Darstellungstechnik exakt das Volumen im Verlauf untersucht werden kann und somit eine Verlaufsuntersuchung bezüglich eines Therapieerfolges durchgeführt werden kann

4.2 Schwangerschaft

4.2.1 Normalbefunde

In der Frühschwangerschaft kann die Größe und Lage der Fruchtblase im 3 D-Bild sicher beurteilt werden (Abb. 4.39–4.43). Einzelheiten des Embryos können frühzeitig im räumlichen Bild dargestellt und somit die Integrität der Körperoberfläche diagnostiziert werden (Abb. 4.41).

Durch die Möglichkeit des Schneidens in der Längs-, Quer-, Schräg- und Horizontalebene können die kindlichen Strukturen ohne den störenden Einfluß der Bewegung dargestellt werden und systematisch in einer Weise untersucht werden, die die konventionelle Sonographie nicht erlaubt. Im späteren Schwangerschaftsverlauf können Körperabschnitte des Feten detailliert räumlich gezeigt werden, um Pathologien auszuschließen. Der kindliche Kopf, die Wirbelsäule, Extremitäten, das Abdomen, innere Organe, das kindliche Gesicht und das äußere Genitale sind durch den 5 s dauernden Untersuchungsablauf aufzunehmen, räumlich darzustellen und durch die Schnittanalyse systematisch auf pathologische Veränderungen abzusuchen (Abb. 4.43–4.53). Fetale Bewegungen haben, außer während des kurzen Untersuchungsablaufs, keinen störenden Einfluß mehr.

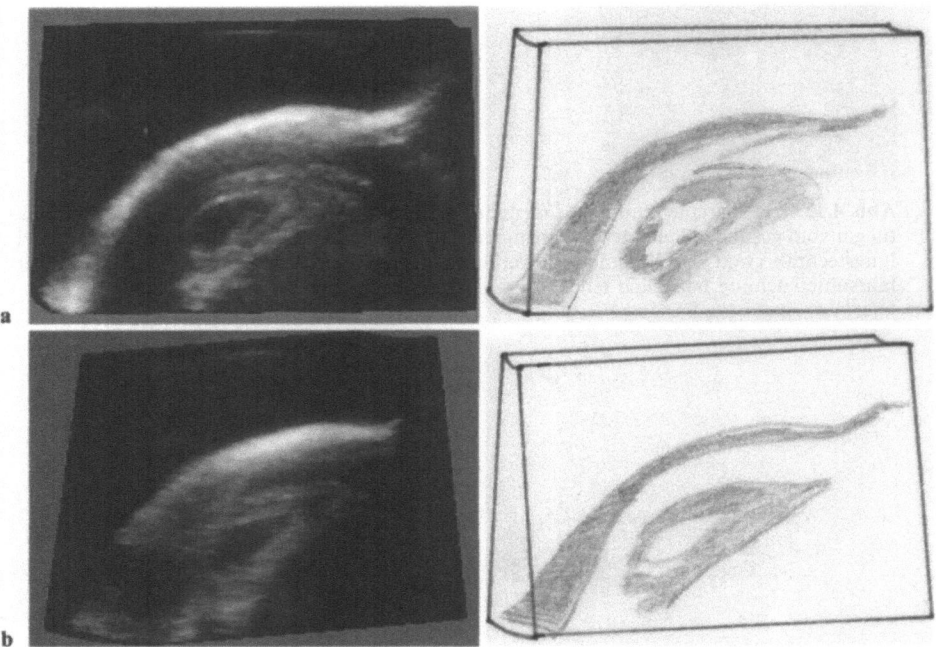

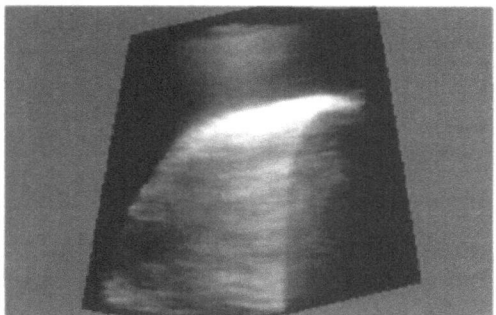
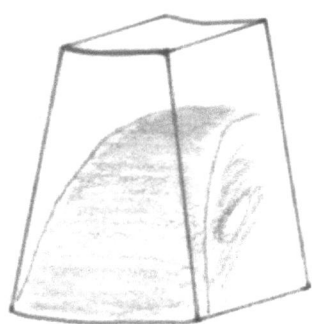

c

Abb. 4.39a–c. Transparente räumliche Darstellung einer unauffälligen Schwangerschaft in der 6. Woche. In der *linken oberen Bildhälfte* ist echoleer die Harnblase dargestellt. Das den Uterus überziehende Blasendach ist echoreich. Darunter erscheint das Uterusmyometrium echoarm. Das die Fruchthöhle umgebende Chorion kommt wieder echoreich zur Darstellung. In der echoleeren Fruchthöhle zeigt sich der kleine Embryo. Der Uterus ist zum Betrachter hin aufgeschnitten. **a–c** Hier werden unterschiedliche Ansichten des räumlich rekonstruierten Uterus mit Frucht dargestellt

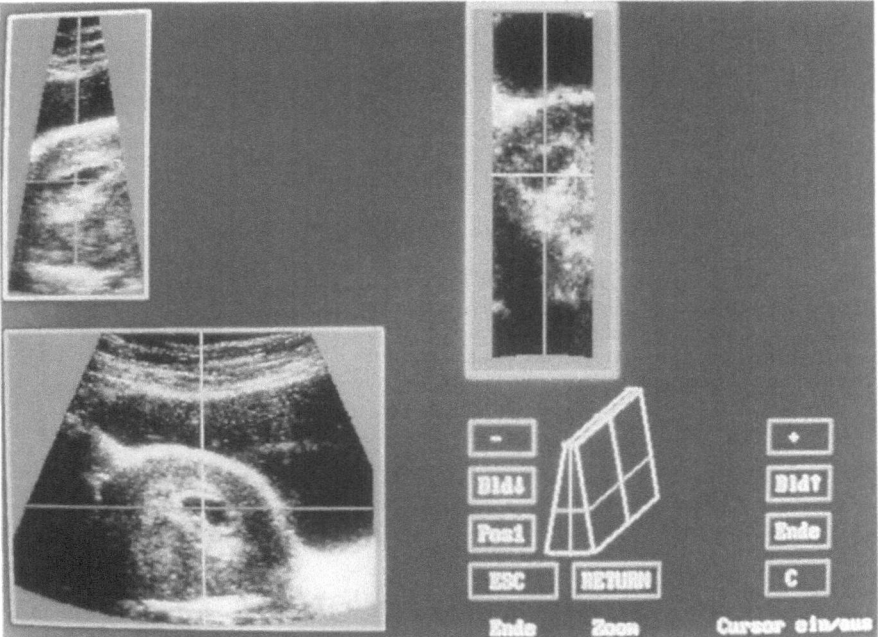

Abb. 4.40. Die in Abb. 4.39 dargestellte Schwangerschaft der 6. Woche wird hier im Längs-, Quer- und Horizontalschnitt dargestellt. Alle 3 Ebenen verlaufen durch die Fruchthöhle

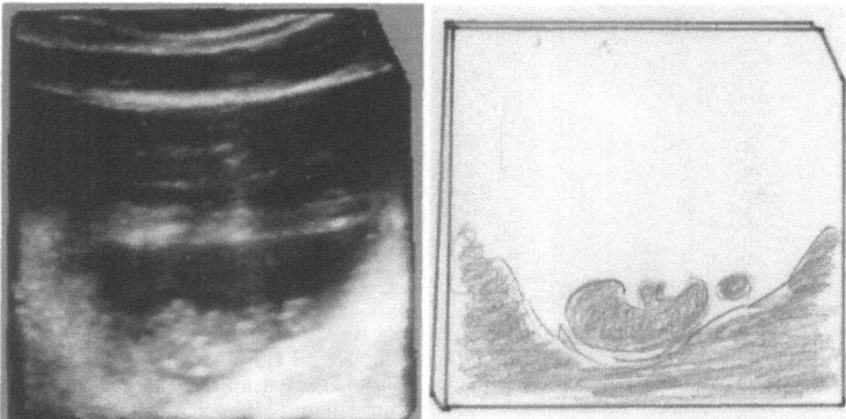

Abb. 4.41. Räumliche Darstellung einer Schwangerschaft der 9. Woche. Der Embryo ist mit Dottersack in der echoleeren Fruchtblase gut abzugrenzen. Am Embryo sind bereits Details wie Kopf, Steiß und Extremitätenansätze auszumachen

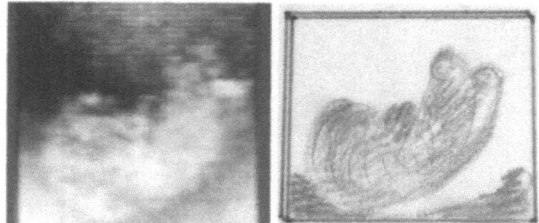

Abb. 4.42. Isolierte 3D-Darstellung eines Embryos der 9. SSW. Die ROI ist so gewählt, daß die gesamte Umgebung abgeschnitten ist und nicht im räumlichen Bild zur Darstellung kommt. Im Computer ist allerdings nach wie vor die gesamte Größe aller US-Schnitte – der originalen Schnitte – gespeichert. Somit können weitere räumliche Bilder mit umliegenden Geweben errechnet werden

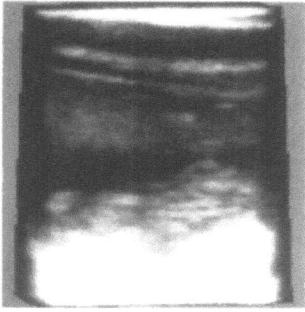 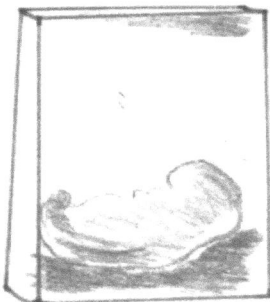

Abb. 4.43. 3 D-Darstellung einer Schwangerschaft der 9. SSW. Im Embryo ist bereits die Wirbelsäule angelegt, was als echoreiche Doppelkontur auszumachen ist

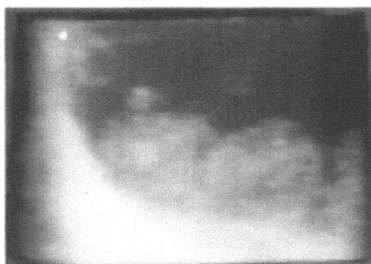 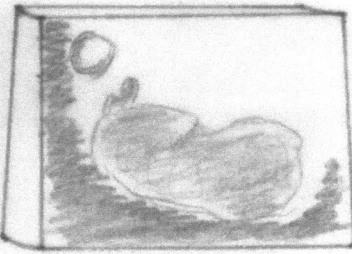

Abb. 4.44. Räumliche Darstellung eines Embryos der 10. SSW. Das umliegende Gewebe kommt nicht zur Darstellung. Dem Steiß des Kindes liegt der Dottersack an

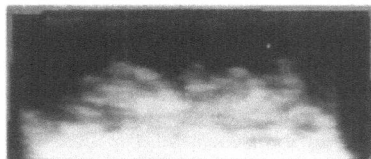 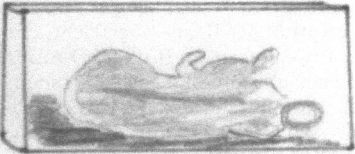

Abb. 4.45. Embryo in der 10. SSW. Der Embryo liegt ausgestreckt an der Wand der Fruchthöhle. Die Extremitäten lassen sich abgrenzen

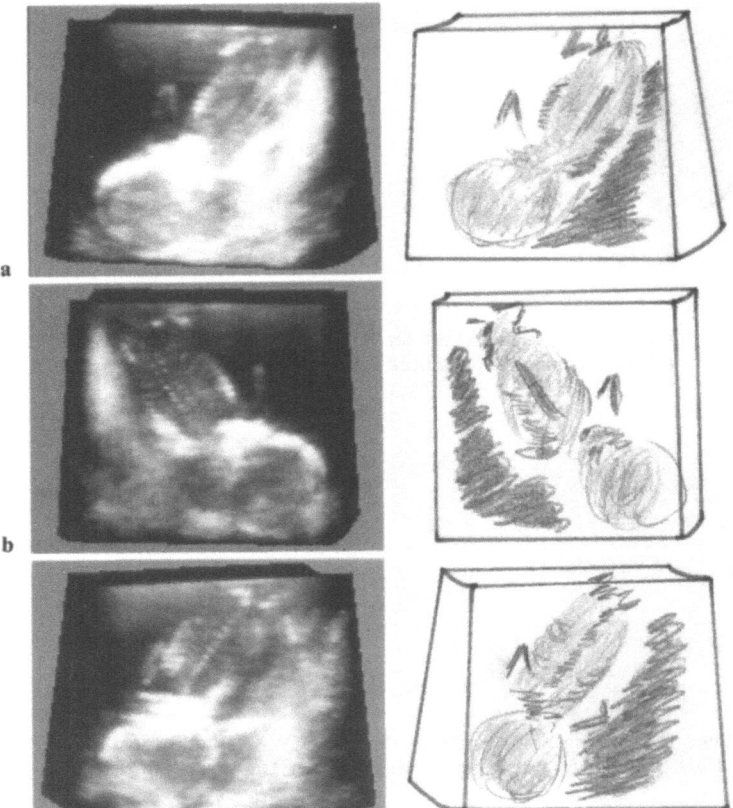

Abb. 4.46 a – c. Embryo in der 13. SSW aus verschiedenen Blickwinkeln. Es lassen sich die Details des kindlichen Körpers gut abgrenzen: Kopf, Rumpf, Extremitäten, Rippen und Wirbelsäule: die Integrität der Körperoberfläche kann sicher beurteilt werden, unabhängig von den kindlichen Bewegungen, da für die 3 D-Aufnahme nur eine kurze Ruhephase von ca. 5 s benötigt wird. Danach kann ohne den störenden Einfluß von Bewegungen der räumlich berechnete Körper am Bildschirm von allen Seiten betrachtet und in die bekannten Ebenen geschnitten werden. Dies erleichtert die Mißbildungsdiagnostik entscheidend. Die Transparenz ist hier so gewählt, daß weniger die Weichteile, als vielmehr die knöchernen Strukturen sichtbar sind

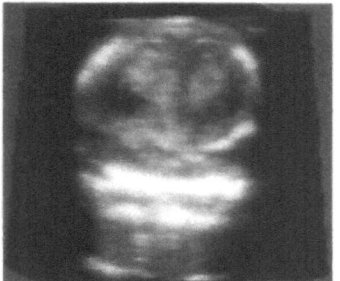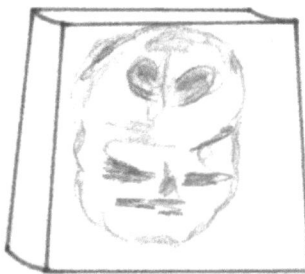

Abb. 4.47. 3 D-Bild eines kindlichen Kopfes in der 14. SSW. Im räumlichen Bild kommen die symmetrischen Plexus choroidei deutlich zur Darstellung. Die Gesichtsknochen, insbesondere Ober- und Unterkiefer, zeigen sich echoreich, der Abgang der Wirbelsäule ist bei entsprechender Drehung des Körpers am Bildschirm deutlich auszumachen

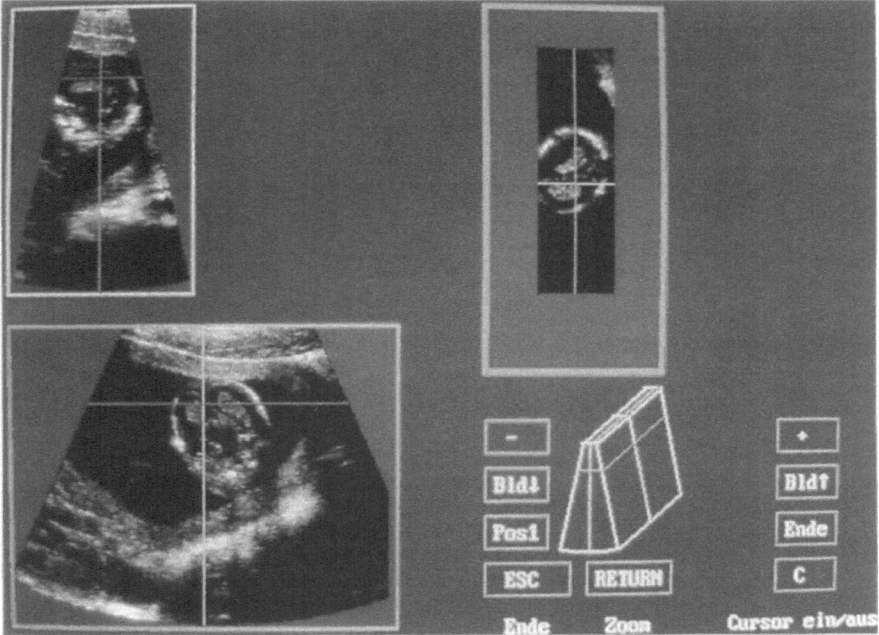

Abb. 4.48. Der kindliche Kopf kann in den 3 Ebenen systematisch durchfahren und sicher beurteilt werden

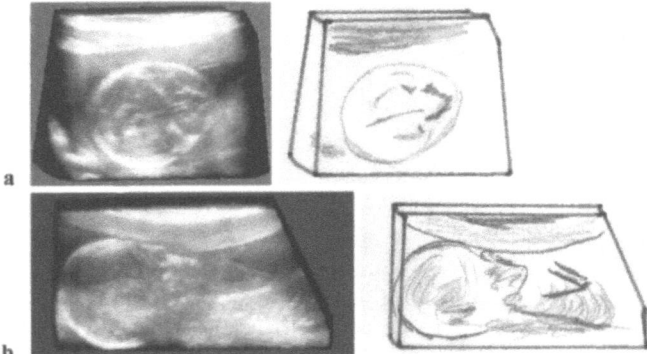

Abb. 4.49 a, b. Fetaler Kopf der 17. SSW. Im räumlichen Bild werden durch die Addierung vieler US-Schnitte Gehirnstrukturen von der Schädelbasis bis zur Kalotte dargestellt. Thalamusregion und Falx cerebri sind deutlich abgrenzbar. Durch die 3 D-Technik kann der kindliche Kopf in sehr kurzer Zeit der Bewegungsfreiheit aufgenommen werden, räumlich berechnet und anschließend − wie in den folgenden Abbildungen gezeigt − in konventionelle und nichtkonventionelle US-Ebenen geschnitten werden; **a** Der kindliche Kopf; **b** der kindliche Arm, der Oberkörper und die Vorderwandplazenta

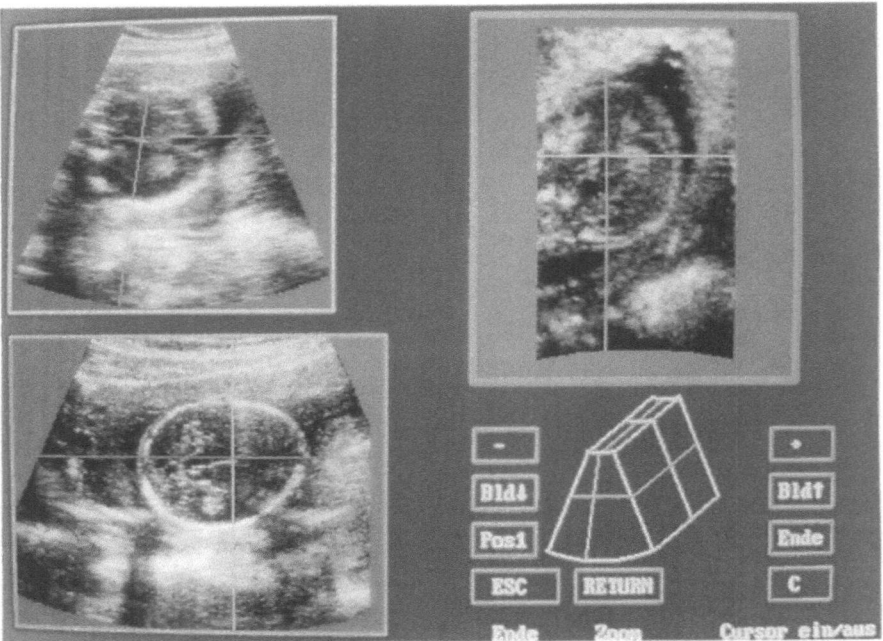

Abb. 4.50. Details der Gehirnstrukturen können in der vorliegenden Darstellungsweise ohne den störenden Einfluß der fetalen Bewegung untersucht werden. Konventionelle US-Schnitte (Längs- und Querschnitt) und nichtkonventionelle Schnitte (Horizontalschnitt) sind darstellbar und vermögen die diagnostische Sicherheit zu erhöhen

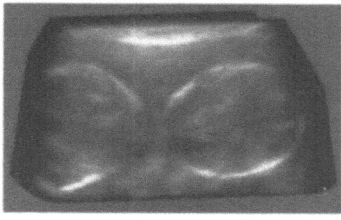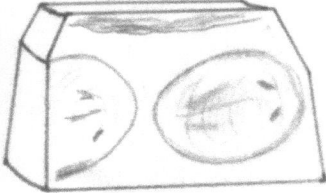

Abb. 4.51. Geminigravidität der 17. SSW. Im räumlichen Bild kann die Lagebeziehung der beiden fetalen Köpfchen dargestellt werden

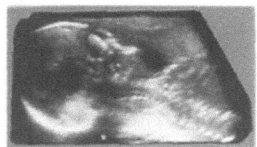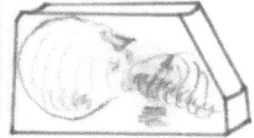

Abb. 4.52. Räumliche Darstellung eines fetalen Kopfes mit Oberkörper in der 19. SSW. Am Köpfchen sind Details des Gesichts darstellbar, das Gesicht schaut nach oben. Die Hals- und Brustwirbelsäule kann beurteilt werden

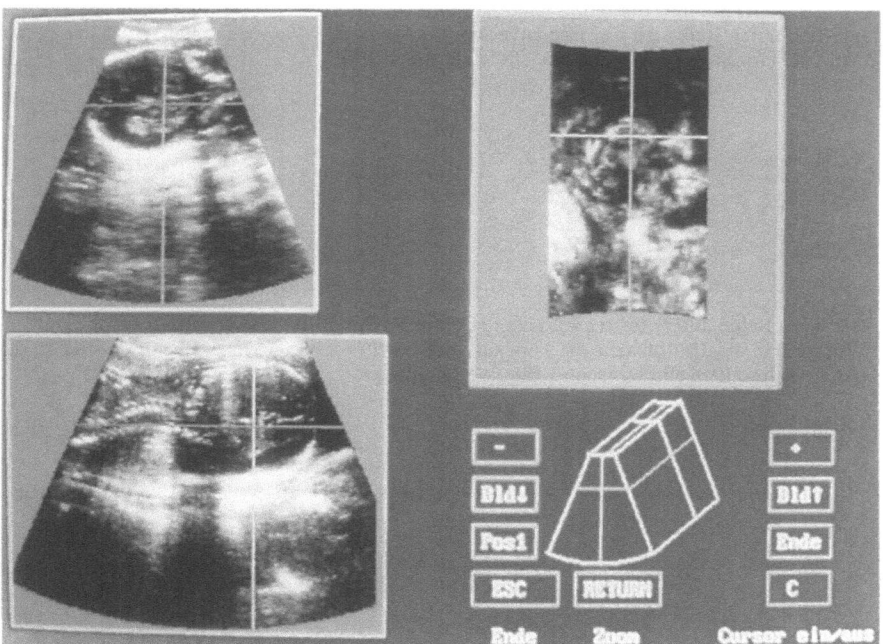

Abb. 4.53. Durch das in Abb. 4.52 dargestellte Volumen können nun die 3 bekannten Schnitte gezeigt werden. Dabei kann das Volumen exakt Schnitt für Schnitt durchfahren werden; Details wie die Wirbelsäule können exakt diagnostiziert werden

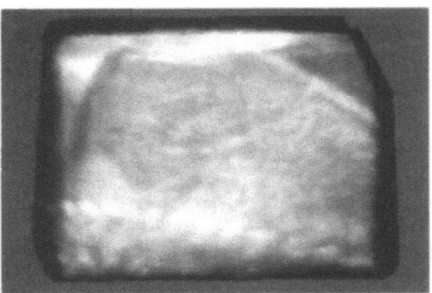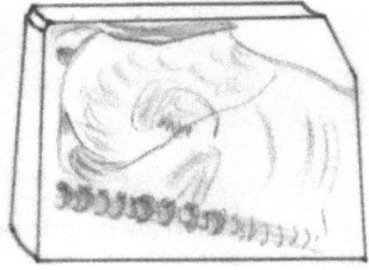

Abb. 4.54. Fetales Abdomen in der 20. SSW. Im räumlichen Bild kommt die Leber deutlich zur Darstellung, die Wirbelsäule liegt *am unteren Bildrand*

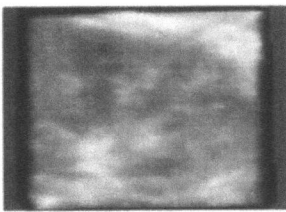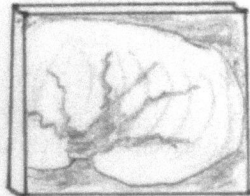

Abb. 4.55. Isolierte 3 D-Darstellung einer fetalen Niere in der 27. SSW. Durch eine Eingrenzung der ROI, nur um die fetale Niere, kommt das umliegende Gewebe nicht zur Darstellung. Echoreich stellt sich das Nierenbecken *zentral in der Niere* dar, echoärmer das Parenchym, die einzelnen echoarmen Kelche sind abgrenzbar

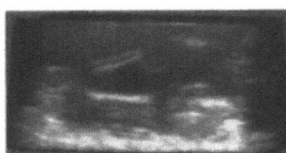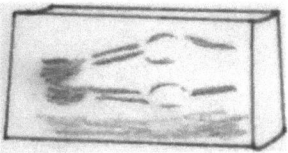

Abb. 4.56. Beide untere Extremitäten eines Fetus der 14. SSW. Die Transparenz ist derart gewählt, daß in der Hauptsache die knöchernen Strukturen hervortreten. Deutlich sind an den beiden Unterschenkeln Tibia und Fibula abgrenzbar

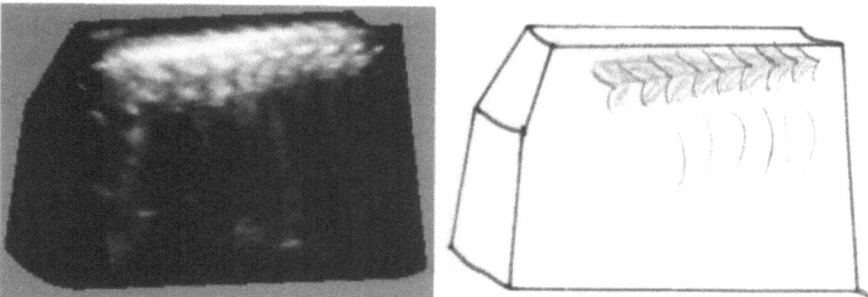

Abb. 4.57. Räumliche Darstellung einer fetalen Wirbelsäule in der 23. SSW. Die Dornfortsätze sind ebenso wie die Seitenfortsätze zu sehen. Die Wirbelsäule kann sicher als geschlossen beurteilt werden

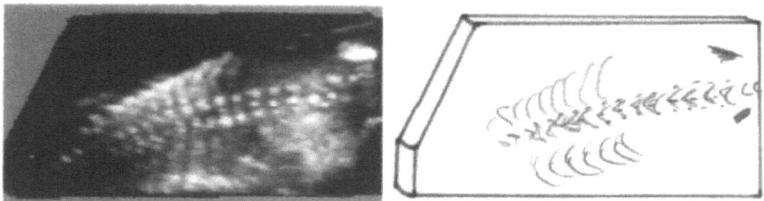

Abb. 4.58. Lumbale und thorakale Wirbelsäule in der 17. SSW. *Links* im Bild sind die Rippenabgänge mit dargestellt, *rechts* im Bild sind echoreich die Beckenknochen dargestellt. Die Wirbelsäule ist ohne Defekt und geschlossen

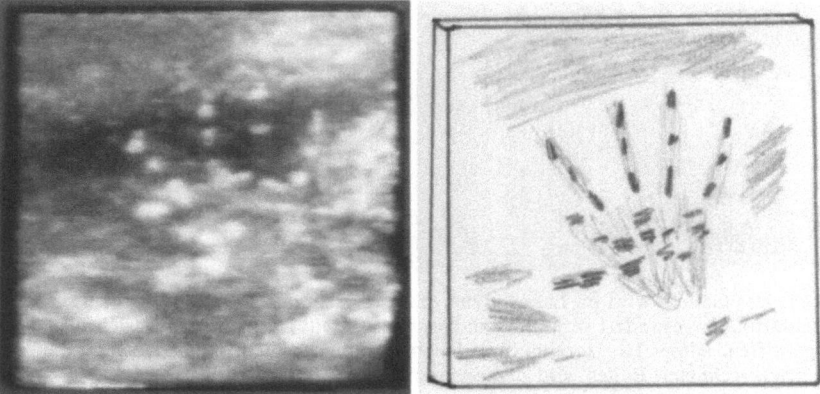

Abb. 4.59. Räumliche Darstellung einer fetalen Hand in der 17. SSW. Von den Metatarsalknochen bis zu den Endphalangen sind die Handknochen abgrenzbar

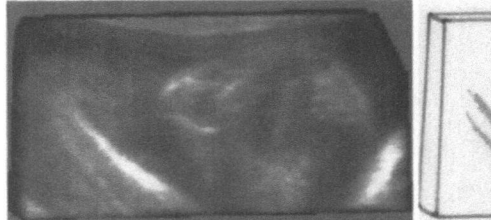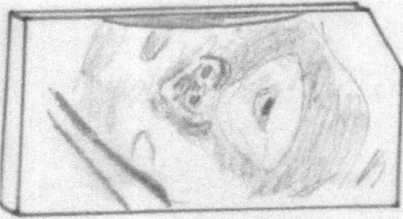

Abb. 4.60. Räumliche Darstellung eines fetalen Gesichts in der 30. SSW. Das Gesicht liegt auf der Seite, die Augenhöhlen sind dunkel im Hintergrund, die Nase mit den Nasenlöchern ist deutlich auszumachen. Zwischen den wulstigen Lippen ist der Mund leicht geöffnet und die Zungenspitze ist sichtbar. *Am rechten unteren Bildrand* sind die beiden Knochen des Unterarms längs zu erkennen

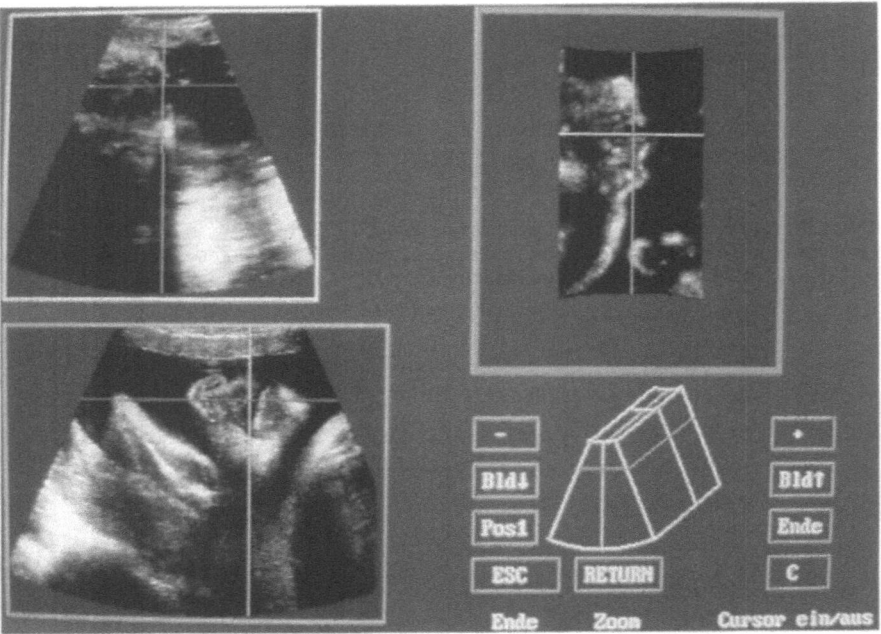

Abb. 4.61. Das Gesicht wird im Längs-, Quer- und Horizontalschnitt dargestellt. Der Horizontalschnitt kann gesondert vergrößert dargestellt werden. Dabei ist das Gesicht genau im Profil getroffen. Dieser Horizontalschnitt ist sonographisch nicht möglich. Die hohe Auflösung des errechneten Bildes wird demonstriert

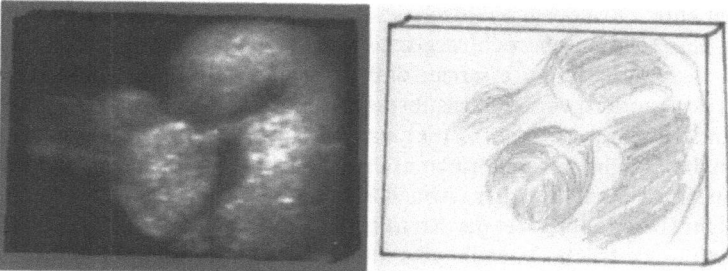

Abb. 4.62. Räumliche Darstellung der Genitoanalregion eines männlichen Fetus der 30. SSW. Die beiden Pobacken sind echoreich dargestellt. Die Analfalte zieht als echoarme Linie bis zu dem echoreich erscheinenden Hodensäckchen

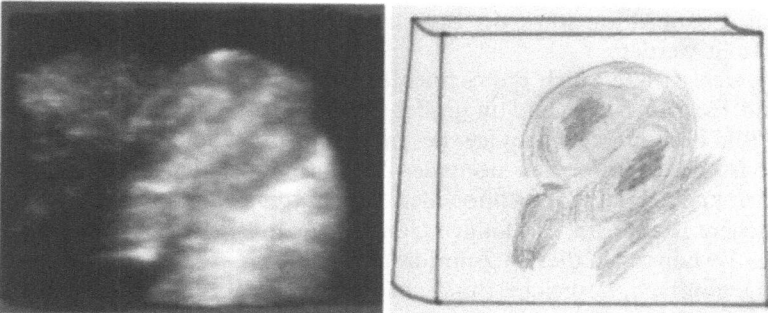

Abb. 4.63. Skrotum und Penis in der 30. SSW. Im Skrotum sind die bereits deszendierten Hoden sichtbar

4.2.2 Pathoanatomie

Der Untersucher bemüht sich, aus den Schnitten des Feten, die er mittels der konventionellen Sonographie erhält, auf das räumliche Bild des gescannten Gewebes rückzuschließen. Insbesondere interessiert das räumliche Aussehen bei fetalen Fehlbildungen. Durch die 3 D-Methode wird die Vorstellung des Untersuchers objektiviert. 3 D-Verlaufsuntersuchungen vermögen die Zu- oder Abnahme von pathologischen Veränderungen objektiv nachzuweisen. Bei Veränderungen wie Hygroma colli, Hydrozephalus, aber auch Wirbelsäulendefekten, ist die räumliche Darstellungsweise von Wichtigkeit (Abb. 4.64−4.69, 4.77, 4.78). Bei einer Gastroschisis gelingt neben dem Abschätzen des Bruchvolumens dessen exakte Lokalisation (Abb. 4.72).

Am Beispiel einer Myeloenzephalozele kann gezeigt werden, wie die 3 D-Methode für die präoperative neurochirurgische Planung von Wichtigkeit ist. Aus dem 3 D-Bild war eindeutig zu ersehen, daß der Defekt zum einen häutig geschlossen und zum andern von Gehirnsubstanz ausgekleidet ist (Abb. 4.68, 4.69).

Auch Veränderungen, die nicht direkt das Kind betreffen, wie Hämatome oder Tumoren der Gebärmutter, können in ihrem Verlauf mit Hilfe der 3 D-Methode zuverlässig beurteilt werden (Abb. 4.80−4.82).

Die räumliche Darstellung fetaler Strukturen hat − wie die aufgeführten Beispiele zeigen − deutliche Vorteile gegenüber der konventionellen Sonographie. Durch die Arbeitsweise des 3 D-Schallkopfes ist eine Ruhephase des Feten von ca. 5 s ausreichend, um die zu untersuchenden Strukturen aufnehmen zu können. Ist die Aufnahme abgeschlossen, kann das gescannte Volumen räumlich berechnet werden. Im räumlichen Bild ist beispielsweise die untersuchte Fehlbildung plastisch durch die Bewegung am Bildschirm dargestellt und das Ausmaß, die Lokalisation sowie die Beziehung zu Nachbarstrukturen können genau beurteilt werden.

Zum anderen ist aber auch das Schneiden des Volumens in Längs-, Quer-, Schräg- und Horizontalebenen von großer Wichtigkeit, auch dann, wenn das räumliche Bild des untersuchten Gewebes nicht unbedingt von großem Interesse ist, da das Gewebe ohne den störenden Einfluß fetaler Bewegungen untersucht werden kann. In der konventionellen Sonographie kann in 5 s keine ausreichend sichere Diagnostik des fetalen Gewebes getätigt werden, während mit Hilfe dieses Verfahrens in diesem Zeitraum das fetale Gewebe − wie beschrieben − aufgenommen, gespeichert und auswertbar ist. Das bedeutet, daß der aufgenommene Gewebeblock am Bildschirm wie in der konventionellen Sonographie „real-time" abgefahren werden kann − allerdings mit mehr Möglichkeiten, wie z. B. die Darstellung der Horizontalebene. Die Diagnostik wird hierbei von störenden fetalen Bewegungen unabhängig. In der Schnittanalyse können Schnitte des Feten errechnet werden, die mit konventioneller Sonographie nicht zu erzielen sind. Das diagnostische Spektrum und die Sicherheit werden dadurch erweitert.

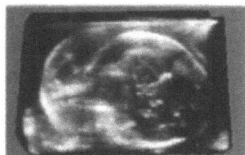
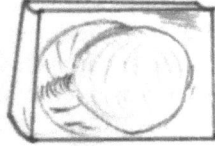

Abb. 4.64. Hygroma colli in der 14. SSW. Im räumlichen Bild läßt sich das Ausmaß der Flüssigkeitsansammlung im Vergleich zur Größe des fetalen Kopfes deutlich abschätzen. Unterschiedliche Kammern sind abgrenzbar. Im räumlichen Bild läßt sich nachweisen, daß die knöchernen Strukturen von Kopf und Wirbelsäule geschlossen sind

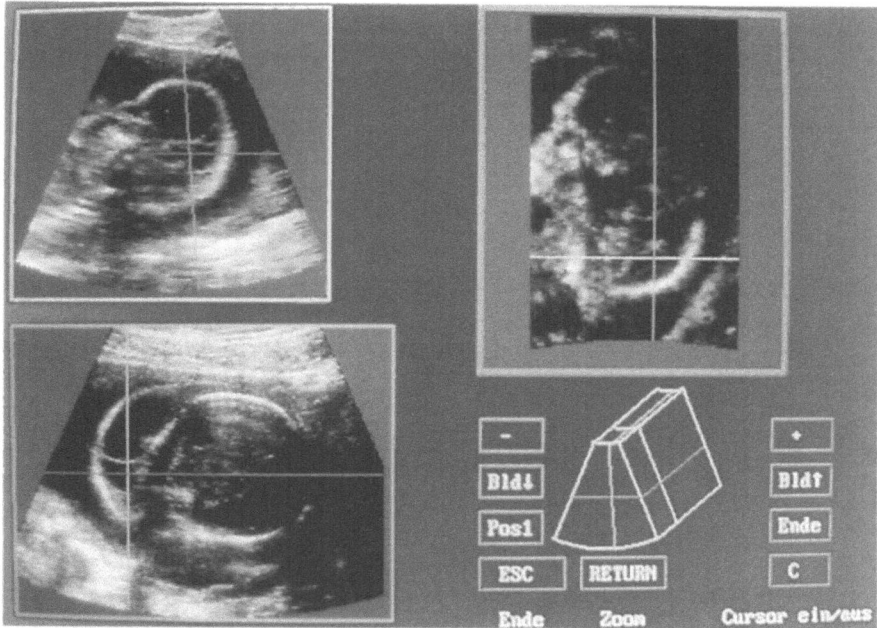

Abb. 4.65. In den bekannten Schnittführungen kann der fetale Körper systematisch abgetastet werden, zum Nachweis dafür, daß die knöchernen Strukturen nicht in die pathologischen Veränderungen mit einbezogen sind

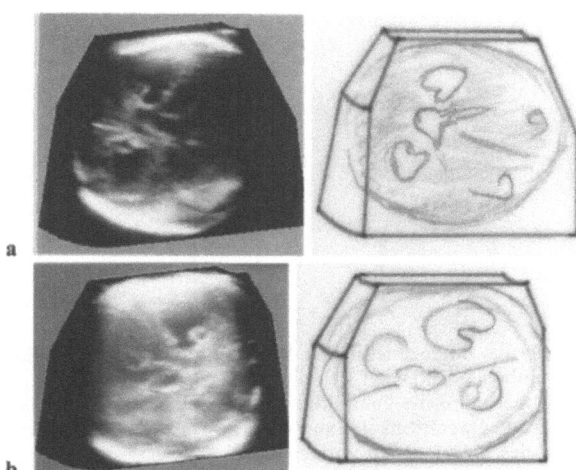

Abb. 4.66a, b. Im 3 D-Bild zeigt sich die Erweiterung der Seitenventrikel bei einem Hydrocephalus der 34. SSW. Die echoarmen, mit Flüssigkeit gefüllten Gehirnhohlräume grenzen sich deutlich von den echoreichen Gehirnstrukturen ab. Der fetale Kopf wird von unterschiedlichen Blickwinkeln gezeigt

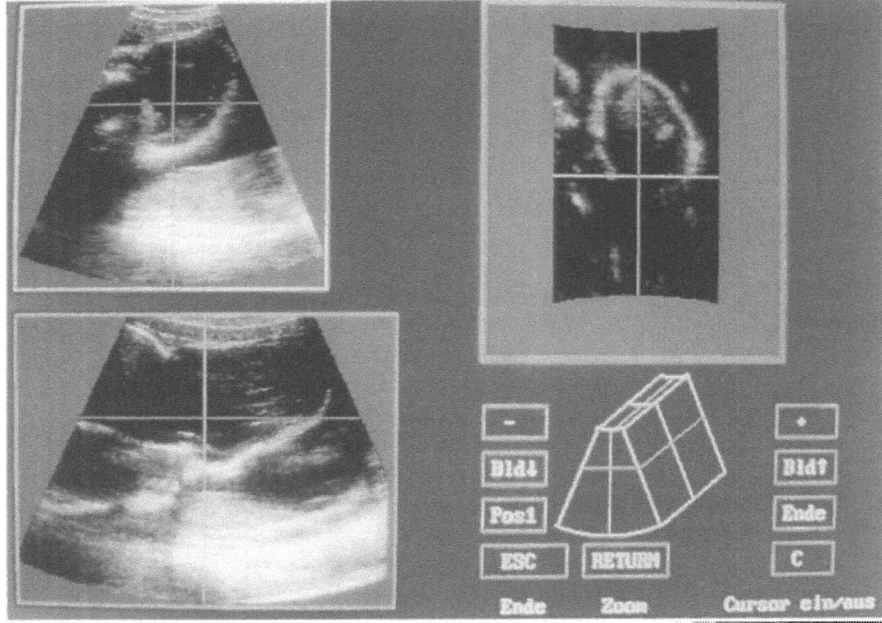

Abb. 4.67. Im Längs-, Quer- und Horizontalschnitt lassen sich die erweiterten Ventrikel abgrenzen

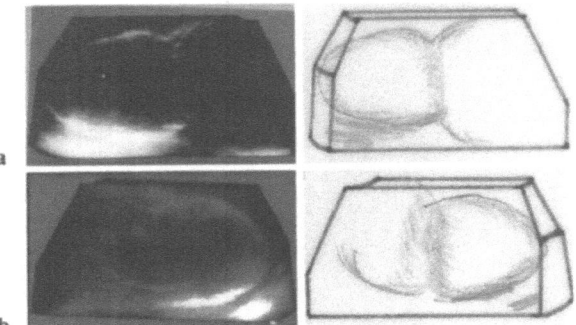

Abb. 4.68 a, b. Räumliche Darstellung aus unterschiedlichen Blickrichtungen einer Myeloenzephalozele in der 30. SSW. Im räumlichen Bild zeigt sich die im Nacken befindliche Ausstülpung. Dabei läßt sich leicht erkennen, daß die Fehlbildung allseitig häutig gedeckt ist. Diese Information ist für die postpartale Operationsplanung wichtig. Das 3 D-Bild läßt erkennen, daß die Halswirbelsäule in diesen Defekt einbezogen ist

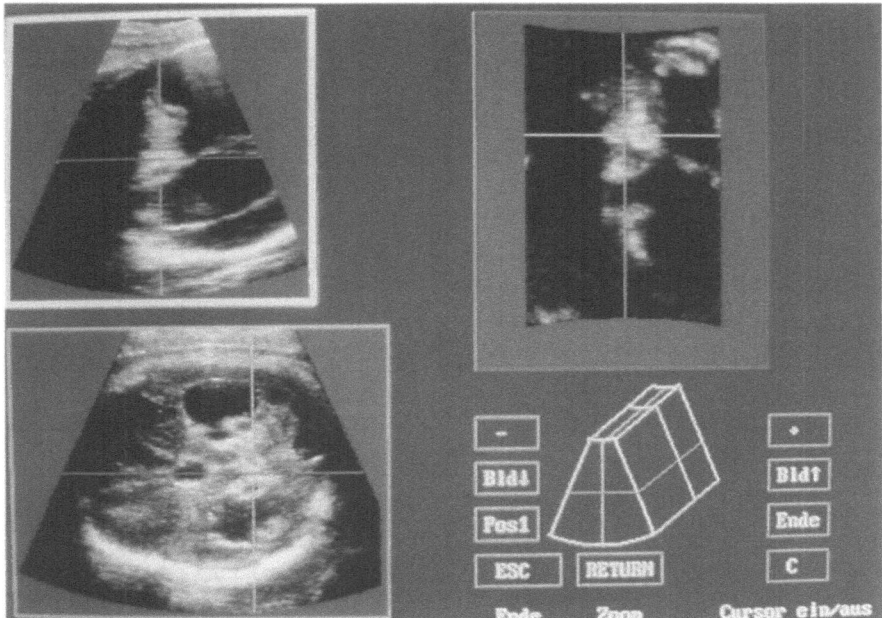

Abb. 4.69. In den 3 Schnittebenen zeigt sich, daß die Ausstülpung randständig mit Gehirnstrukturen ausgekleidet ist. Das systematische Durchfahren des Gehirns in den 3 Ebenen belegt, daß das Kleinhirn wohl nicht ausgebildet ist

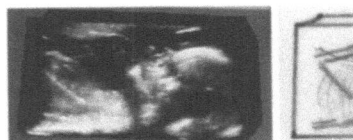 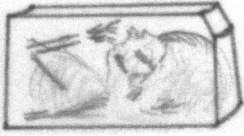

Abb. 4.70. Räumliche Darstellung eines fetalen Kopfes mit einer Lippen-Kiefer-Gaumen-Spaltbildung. Im 3 D-Bild zeigt sich sehr deutlich der nach vorne abstehende Zwischenkiefer bei der beidseitigen Spaltbildung

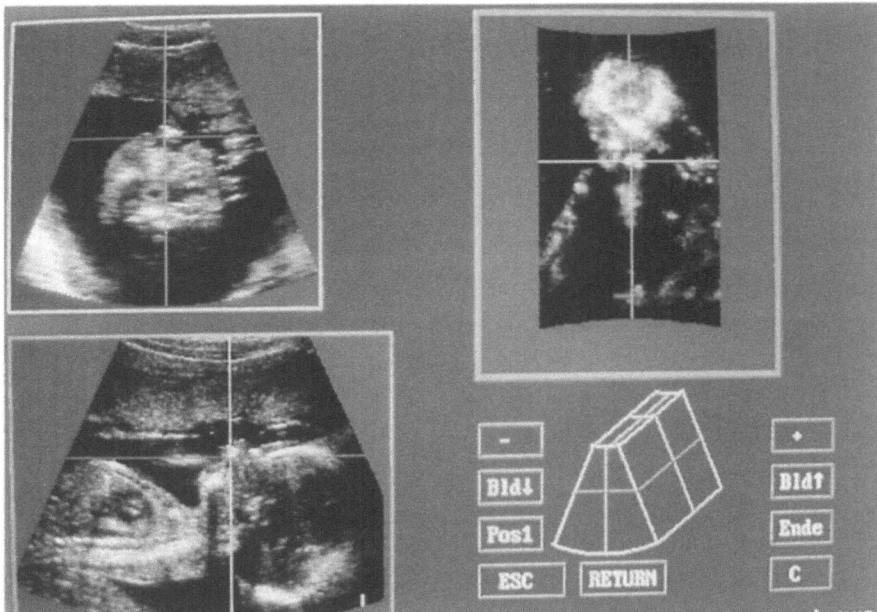

Abb. 4.71. Insbesondere im Querschnitt zeigt sich die beidseitige Spaltbildung. Im Horizontalschnitt ist der echoreiche Zwischenkiefer darstellbar. Durch die Vereinigung aller 3 Schnittebenen in dem fraglichen Befund kann dieser genau abgeklärt werden

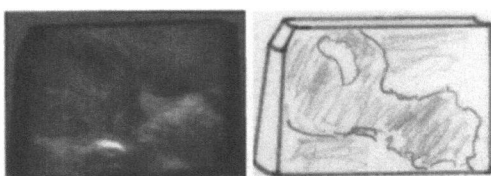

Abb. 4.72. Im 3 D-Bild zeigt sich, daß ein großer Teil des Darms vor der Bauchwand liegt. Durch den Vergleich des Bauchvolumens und Bruchvolumens können im räumlichen Bild die Größenverhältnisse sicher beurteilt werden

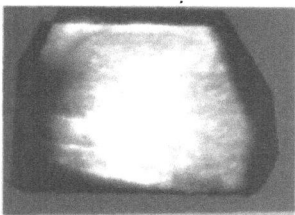 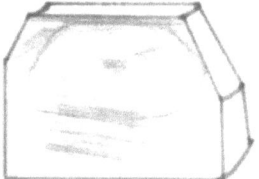

Abb. 4.73. Darstellung des Abdomens eines Kindes in der 30. SSW mit Potter-Syndrom. Im räumlichen Bild zeigt sich die extrem große Niere von feinzystischer Struktur, die nahezu das gesamte Abdomen einnimmt. Die Harnblase kommt nicht zur Darstellung

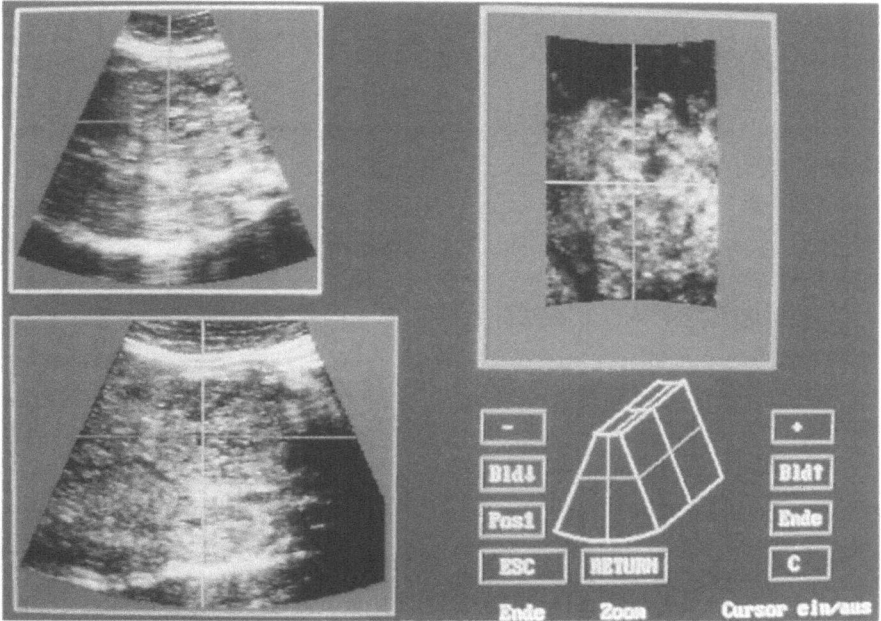

Abb. 4.74. Die Niere zeigt in allen 3 Schnittebenen das typische Potter-Bild. Eine auch nur minimal gefüllte Harnblase läßt sich beim systematischen Abscannen nicht finden

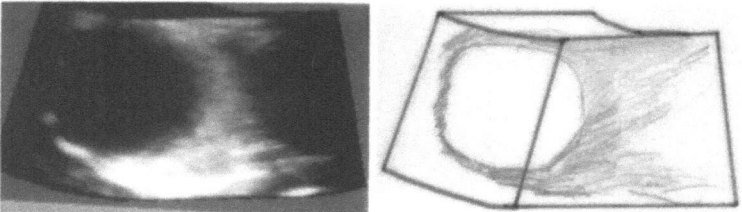

Abb. 4.75. Räumliches Bild eines fetalen zystischen Unterbauchtumors in der 16. SSW. Im 3 D-Bild läßt sich der Tumor eindeutig als Harnblase identifizieren

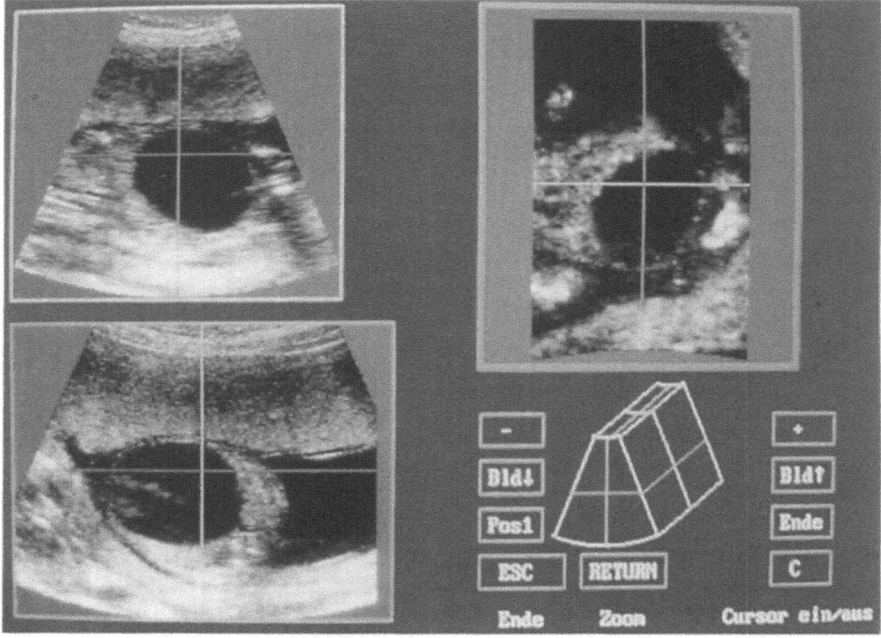

Abb. 4.76. In dieser Darstellungsweise kann nachgewiesen werden, daß die beiden Nieren bereits gering dilatiert sind. In allen 3 Ebenen handelt es sich nicht um einen Tumor, sondern um die extrem gefüllte Harnblase

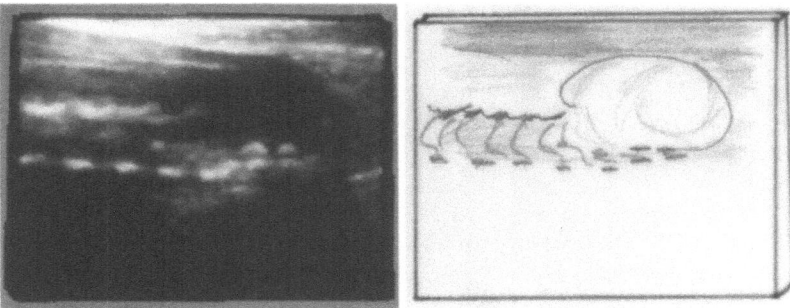

Wirbelsäule liegenden Myelozele. Die flachen Wirbelkörper mit fehlenden Dornfortsätzen grenzen sich deutlich von der noch intakten Wirbelsäule ab. Die Myelozele ist echoarm vom umliegenden Gewebe abzugrenzen. Aus dem 3 D-Bild kann das Ausmaß und die Lokalisation genau bestimmt werden

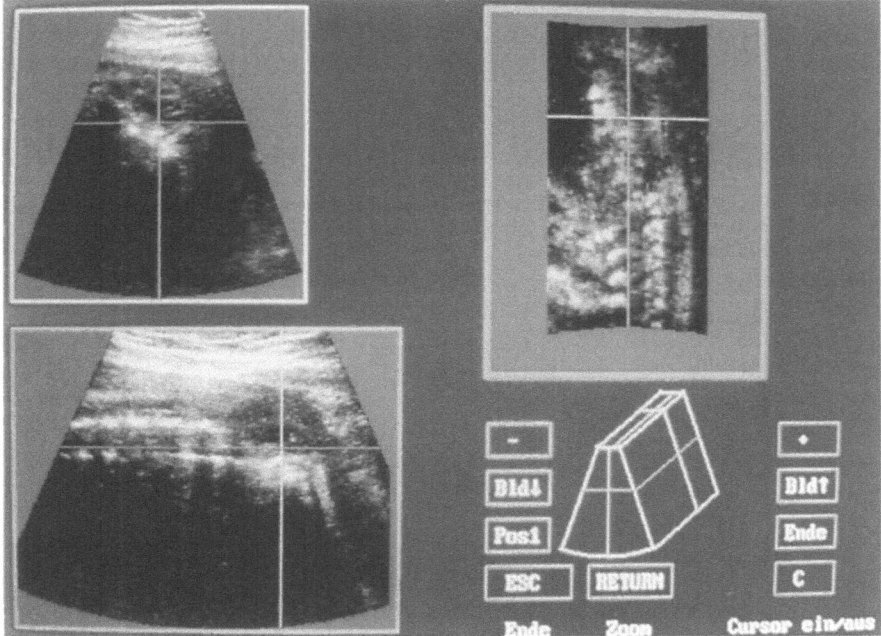

Abb. 4.78. Der Defekt kann in allen 3 Schnittebenen abgefahren werden, dabei zeigt sich, daß in der Myelozele echoreiche Strukturen vorhanden sind, die neuralem Gewebe entsprechen können

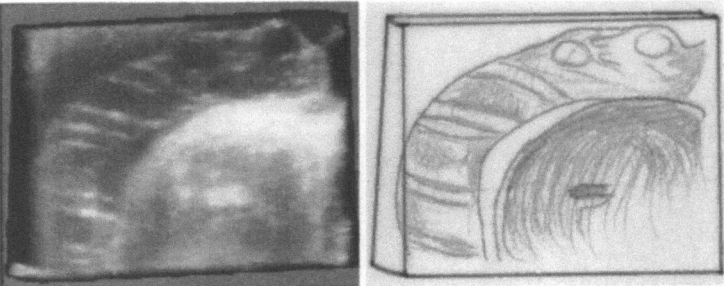

Abb. 4.79. Räumliches Bild eines Myoms in graviditate mit 2,5 cm Durchmesser, 28. SSW. Das Myom zeigt unterschiedliche echoreiche und echoarme Areale. Um das Myom legt sich bogenförmig die Nabelschnur. Die 3 Gefäße sind gut abgrenzbar

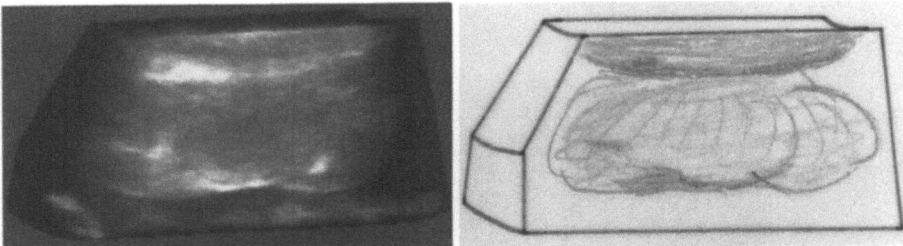

Abb. 4.80. 3 D-Darstellung eines in der Fruchthöhle liegenden Tumors unklarer Herkunft, 29. SSW. Der Tumor ist echoärmer als die Plazenta und liegt dieser unmittelbar an. Im räumlichen Bild erscheint er längsoval

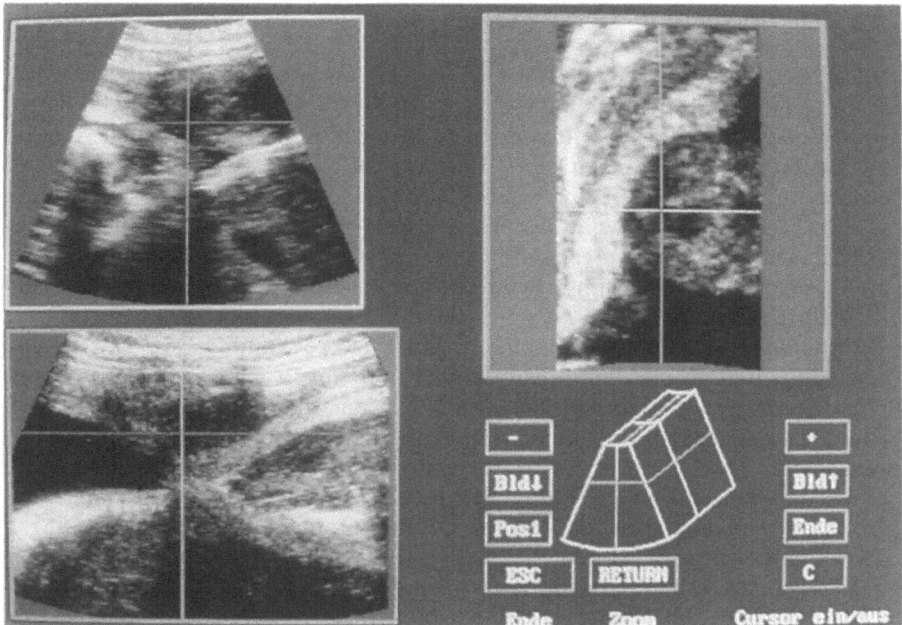

Abb. 4.81. In den 3 Ebenen ist der Tumor glatt begrenzt, insbesondere im Horizontalschnitt zeigt er eine kugelige Gestalt. Das Echomuster stellt sich wie bei einem Hämatom dar

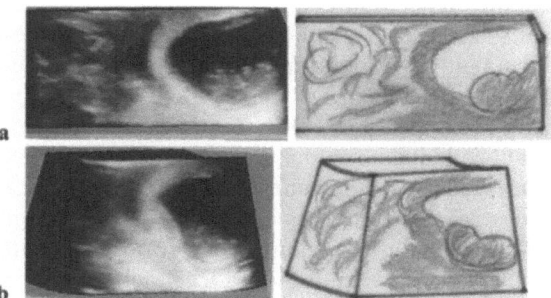

a

b

Abb. 4.82a, b. Räumliche Darstellung eines Tumors, der unmittelbar der Fruchtblase einer Schwangerschaft der 10. SSW anliegt. Der Tumor entspricht am ehesten einem Hämatom. Im 3 D-Bild läßt sich exakt das Größenverhältnis zwischen der Fruchtblase und dem Tumor abschätzen. Somit kann im Verlauf eine Aussage über eine Zu- oder Abnahme des Befundes gemacht werden. Die beiden aneinandergrenzenden Strukturen sind aus unterschiedlichen Blickwinkeln dargestellt

4.3 Schlußbemerkung

Neben der hier aufgezeigten Tumordiagnostik und der geburtshilflichen Mißbildungsdiagnostik wird sich diese Methode sicherlich überall dort etablieren,
wo Möglichkeiten in der Bildaufarbeitung gewünscht werden wie sie aus der
CT und der MRT bekannt sind. Eine exakte Lokalisationsdiagnostik wird
ebenso möglich wie auch eine genaue Volumenbestimmung. Der Nachteil dieser Methode liegt darin, daß derzeit eine Real-time-Untersuchung nicht möglich ist. Durch eine entsprechende neue Schallkopftechnik erscheint dies aber
in Aussicht. Falls dies gelingt, wird eine exakte Punktion im räumlichen Bild
möglich werden.

Im Gefolge eigener erster Publikationen über die räumliche US-Darstellung
erschienen weitere Publikationen, die sich mit dem Problem der 3D-Sonogra-
phie beschäftigten. Dabei unterscheidet sich das hier vorgestellte 3D-System
von allen anderen erarbeiteten Systemen in dem entscheidenden Punkt: Das
vorliegende 3D-System ist als Prototyp derart weitentwickelt worden, daß ein
routinemäßiger klinischer Einsatz möglich und bereits erprobt ist. Der Prototyp ist so weitentwickelt, daß dieses System von der Industrie gebaut und in
den Handel gebracht wird.

Ein weiteres, als 3D-System bezeichnetes Verfahren wird derzeit von der Industrie kommerziell vertrieben (3D-System der Fa. Kretz). Dieses System kann
aber nicht räumlich das untersuchte Gewebe darstellen, sondern ist lediglich in
der Lage, eine 3., die horizontale, Ebene aufzuzeigen. Durch eine meanderför-
mige Bewegung des Kristallarrays im Schallkopf wird ein Gewebeabschnitt ab-
gescannt und aus den gewonnenen Schnitten die 3. Ebene errechnet. Da unter
einer dreidimensionalen Darstellung eine räumliche Darstellung verstanden
wird, erscheint es uns problematisch, dieses System als ein 3D-System zu be-
zeichnen. Von einer Software-Firma gibt es Programme, um die hier gewonnenen Schnitte zum echten 3D-Bild zu berechnen.

Weitere Arbeitsgruppen haben Prototypen von 3D-Systemen erarbeitet. Ge-
meinsam ist diesen Systemen, daß sie lediglich in der Lage sind, Oberflächen
von Organen oder Geweben darzustellen, entsprechend unserem ersten Lösungsansatz zur räumlichen Ringstrukturdarstellung (s. 2.5.1). Dies bedingt
zum einen eine deutliche Reduktion der dargestellten Information und stellt
zum anderen eine Fehlerquelle durch die Erkennung der Oberfläche dar, wie
der eigene erste Lösungsansatz zur räumlichen Ringstrukturdarstellung zu zeigen vermag.

So ist insbesondere die Arbeitsgruppe Lees et al. [24] aufzuführen, der durch
das Pendeln der Schallebene über dem zu untersuchenden Organ die Gewinnung der koordinierten Schnittbildfolge gelang. Die Datenrekonstruktion zum
3D-Bild erfolgte durch die Darstellung der Gewebeoberfläche wie an der 3D-
Darstellung eines Embryos demonstriert wird. Auch die 3D-Darstellung von
Grotepaß et al. erschöpft sich in der Darstellung der Oberfläche, gezeigt am
Beispiel eines im Wasserbad untersuchten Brusttumors. Der Bildinhalt, der in
und hinter dem dargestellten Objekt gelegen hat, geht in dieser Darstellungsweise komplett verloren (s. unter 2.5.1). Der Vorteil der transparenten Darstel-

lungstechnik des eigenen 3D-Systems wird im Vergleich zu diesen Arbeiten deutlich: Keine US-Information geht in der transparenten Darstellungsweise verloren, es wird das gesamte untersuchte Gewebe abgebildet, nicht nur eine Kontur oder Fläche.

Weiter existiert für keines der Systeme ein eigentlicher 3D-Schallkopf, sondern lediglich eine Vorrichtung, in die der Schallkopf zur Gewinnung der notwendigen koordinierten Schnittbildfolge eingepaßt wird. Die Konstruktion eines 3D-Schallkopfes ist für den klinischen Einsatz eines 3D-Systems notwendig, da die Vorrichtungen, die zur Erzielung einer koordinierten Schnittbildfolge unter Verwendung eines konventionellen Schallkopfes zu Hilfe genommen werden müssen, zu aufwendig für eine routinemäßige Anwendung sind. Somit befinden sich diese Arbeiten in einem experimentellen Stadium.

Mittlerweile arbeiten viele der US-Geräte-Herstellerfirmen an einem eigenen 3D-Projekt. Daraus wird ersichtlich, daß die räumliche US-Darstellung eine diagnostische Notwendigkeit darstellt.

Um aus den einzelnen 3D-Systemen die Vorteile in ein fehlerfreies 3D-System eingehen zu lassen, wäre ein Austausch des technischen Know-hows wünschenswert. So bleibt für die Zukunft zu hoffen, daß ein derartiger Wissensaustausch bald stattfinden kann.

5 Ausblick

Im vorliegenden Buch wird über die eigene Entwicklung der 3 D-Ultraschall-diagnostik berichtet, von den allerersten Anfängen 1986 bis zur weitgehend fertigen und in der klinischen Anwendung einsatzfähigen Methode. Mittels der vorgestellten Technik scheint erstmals eine routinemäßige dreidimensionale Diagnostik in Aussicht gestellt. Bisher gelang lediglich mit Hilfe der MRT und der CT eine räumliche Darstellung, doch die Aufwendigkeit und lediglich begrenzte Verfügbarkeit dieser Verfahren machen einen routinemäßigen Einsatz bislang nicht möglich. Mit Hilfe eines neuen US-Kopfes scheint dagegen in absehbarer Zeit eine breit verfügbare dreidimensionale Diagnostik möglich zu werden, wobei die entscheidende Idee, durch Drehung der Schnittebene zu einer koordinierten Schnittbildfolge zu kommen, praktische Umsetzung erfährt. Eine ausreichende Anzahl von Schnitten ist dadurch gewährleistet. Die unebene Körperoberfläche hat keinen störenden Einfluß.

Die 2 beschriebenen 3 D-Methoden − die Ringstrukturdarstellung und die transparente Darstellungsweise − stellen die praktischen Umsetzungen der Idee der räumlichen Anordnung zweidimensionaler Schnitte durch deren Drehung um 'eine konstante Drehachse. Dabei geht die transparente Darstellungsweise durch Verbesserung der Ringstrukturdarstellung aus dieser Methode hervor. Ungewohnt beim dreidimensionalen Ringstrukturbild ist die farbige Darstellung der untersuchten Körper. Die Farbgebung ist beliebig und erlaubt die Unterscheidung ineinanderliegender Körper bei gleichzeitig gutem optischem räumlichem Effekt. Problematisch ist dabei neben der großen Fehlermöglichkeit durch die Konturierung die Vertikaldrehung des Schallkopfes und der hohe Verlust der US-Information.

Diese Fehler werden durch die Möglichkeit der Rekonstruktion des gesamten US-Bildes ohne Konturierung umgangen, indem die einzelnen Schnittbilder transparent dargestellt werden. Dies ist die erfolgversprechendste Lösung, wie die Bildbeispiele zeigen.

Technisch ist in Form der transparenten Darstellungsweise vorerst ein Endpunkt gesetzt. Die Rechenzeiten wurden von mehreren Stunden auf wenige Sekunden verkürzt, die Schallkopftechnik und -steuerung entspricht technisch dem neuesten Stand. Trotzdem gilt es, sich um Weiterentwicklungen zu bemühen und das Problem der mechanischen Schallebenendrehung zu lösen, denn die mechanische Drehung benötigt mehrere Sekunden Zeit, in der keine Bewegungen zwischen Schallkopf und untersuchtem Gewebe stattfinden dürfen. Eine Real-time, zeitgleiche Aufnahme aller US-Schnitte ist anzustreben. Diese

Lösung ist aber nur auf elektronischem Wege zu erreichen. Sie kann derart erfolgen, daß durch entsprechende Arrayanordnung alle räumlich versetzten US-Schnitte zeitgleich aufgenommen werden können. Dies ist momentan technisch nicht möglich, da alle Kristalle in einem Array einzeln anzusteuern sind und eine extrem hohe Anzahl von Kabelverbindungen notwendig ist, so daß ein solcher Schallkopf derzeit ungeheure Außenmaße hätte. Die neue Chiptechnik verspricht allerdings in Zukunft, dieses Problem zu lösen. Durch weiteren Computeraufwand muß dann versucht werden, die sehr kurzen Rechenzeiten noch weiter zu optimieren, so daß eine Real-time-3 D-Untersuchung und gar Punktionen im 3 D-Bild möglich werden.

Weitere Anwendungsbereiche zu den oben aufgeführten werden durch eine breitere klinische Erfahrung mit diesem Verfahren hinzukommen.

Literatur

Artzy E, Frieder G, Herman GT (1981) The theory, design, implementation and evaluation of a three-dimensional surface detection algorithm. Comput Graph Image Proc 15:1−24

Artzy E, Herman GT (1978) Boundary detection in 3-dimensions with a medical application. Techn report, no MIPG9 medical image processing group. State University of New York, Buffalo

Baba K, Satch K, Sakamoto S et al (1989) Development of an ultrasonic system for threedimensional reconstruction of the fetus. J Perinat Med 17:19

Bajcsy R, Tsikos C (1980) 3-D reconstruction of objects from incomplete data and A-priori knowledge. Proceedings Pattern Recognition, Vol 1. IEEE Catalog, no 80Ch1498-3, Miami Beach, Florida

Boyd DP, Gould RG, Quinn JR, Sparks R, Stanley JH, Herrmannsfeldt WB (1979) A proposed dynamic cardiac 3-D densitometer for early detection and evaluation of heart disease. IEEE Trans Nucl Sci NS-26 2:91−97

Braun S (1988) Atari ST, 3-D-Grafik-Programmierung. DATA BECKER GmbH

Brodlie C (1986) Mathematical Methods in Computer Graphics and Design. Academic Press, London

Casser HR, Forst R (1985) Realtime-Sonographie des kindlichen Hüftgelenkes zur Frühdiagnostik der kongenitalen Hüftdysplasie. Klin Pädiatr 197:398

Doppler C (1842) Über das farbige Licht der Doppelsterne und einiger anderer Gestirne des Himmels. Abhandlungen der Böhmischen Gesellschaft der Wissenschaften, Folge V, Bd 2

Encarnacao J (1983) Computer-aided design-modelling, systems engineering, CAD-systems. Springer, Berlin Heidelberg New York Tokyo

Fendel H, Sohn C (1989) Dopplersonographie in der Geburtshilfe. Springer, Berlin Heidelberg New York Tokyo

Fuchs H, Kedem ZM, Uselton SP (1977) Optimal surface reconstruction from planar contours. Commun ACM 20:693−702

Gardner JE (1991) Three-dimensional imaging of soft tissues using ultrasound. In: 3D imaging for medicine. IEE Colloquium Dig 91 0831. Institute of Electrical Engineers, London

Haberäcker P (1985) Digitale Bildverarbeitung, Grundlagen und Anwendungen, 2. Aufl. Hanser, München

Halliwell M, Kly HM, Jenkins D et al (1989) New scans from old: digital reformatting of ultrasound images. Br J Radiol 62:824−829

Hansmann M, Hackelöer B-J, Staudach A (Hrsg) (1985) Ultraschalldiagnostik in Geburtshilfe und Gynäkologie. Springer, Berlin Heidelberg New York Tokyo

Harrington S (1983) Computer Graphics. A programming approach. McGraw-Hill, London

Hemmey DC, David DJ, Herman GT (1983) Threedimensional reconstruction of craniofacial deformity using computed tomography. Neurosurgery 13:534−541

Herman GT, Liu HK (1979) Three-dimensional display of human organs from computed tomograms. Comput Graph Image Proc 9:1−21

Herman GT, Udupa JK (1981) Display of 3-D discrete surfaces. SPIE Technical Symposium East 1981, Washington DC, April 20−24

Herman GT, Webster D (1980) Surfaces of organs in discrete three-dimensional space. Techn report, no MIPG 46, medical image processing group. State University of New York, Buffalo

Kelly IMG, Gardner JE, Lees WR (1992) Threedimensional fetal ultrasound. Lancet 339:1062−1064

La Louche RC, Bickmore D, Mankovich NJ (1989) Three-dimensional reconstruction of ultrasound images. (The UCLA PACS Modules and related projects − A progress report) Medical Imaging Devision, Dept of Radiological Sciences, Univ California, Los Angeles, p 59 ff.

Lees WR (1992) 3-D ultrasound images optimize fetal review. Diagn Imag 69−73

Lees WR, Gardner JE, Gillams A (1991) Three-dimensional ultrasound of the fetus. Radiology

Maywald A, Pott B (1988) Fledermäuse. Leben, Gefährdung, Schutz. Ravensburger, Ravensburg

Myers L (1986) Microcomputer graphics. Addison-Wesley, Amsterdam

Nelson TR, Pretorius DH (1992) Threedimensional ultrasound of fetus surface features ultrasound. Obstet Gynecol 2:166−174

Newman WM, Sproull RF (1985) Grundzüge der interaktiven Computergrafik. McGraw-Hill, London

Plastock RA, Kalley G (1986) Theory und problems of computer graphics. McGraw-Hill, London

Pretorius DH, Nelson TR, Jaffe JS (1992) 3-Dimensional sonographic analysis based on colons flow doppler and grey scale image data: a preliminary report. J Ultrasound Med 11:233−235

Rhodes ML (1978) Three dimensional structure isolation using parallel image planes. Proceedings of 4th Int Joint Conference on Pattern Recognition. IEEE Catalog, no 78 CH 1331-8 C, Kyoto, November

Robb RA, Ritman EL, Harris LD, Wood EH (1979) Dynamic three-dimensional X-ray computed tomography of the heart, lungs and circulation. IEEE Trans Nucl Sci NS-26 1

Schuler P (1987) Möglichkeiten der sonographischen Hüftuntersuchung. Ultraschall 8:9−13

Shani U (1980) A 3-D model-driven system for recognition of abdominal anatomy from CT-scans. Proceedings Pattern Recognition, Vol 1. IEEE Catalog, no 80 CB 1499-3, Miami Beach, Florida

Sinak IJ, Hoffman EA, Julsrud PR et al (1984) The dynamic spatial reconstructor: investigating congenital heart disease in four dimensions. Cardiovasc Intervent Radiol 7:124−137

Sohn C (1989a) A new diagnostic technique. Three-dimensional ultrasound imaging. Ultrasonics Int 89 Conference Proc. Butterworths, Guildford, pp 1148−1153

Sohn C (1989b) Three dimensional sonography of breast tumors. 6th Int Congress of the ultrasonic examination of the breast, 29.−30.6.89, Paris

Sohn C (1990) Die dreidimensionale Ultraschalldiagnostik. In: Gebhardt J, Hackelöer BJ, Klinggräff G von, Seitz K (Hrsg) Ultraschalldiagnostik 89. Springer, Berlin Heidelberg New York Tokyo, S 16−19

Sohn C (1991) Challenges remain in 3-D ob/gyn ultrasound. Diagn Imag 188−193

Sohn C, Bastert G (1992) Dreidimensionale Ultraschalldarstellung − klinische Anwendung. Dtsch Med Wochenschr 117:467−472

Sohn C, Casser HR (1988) Meniskussonographie. Springer, Berlin Heidelberg New York Tokyo

Sohn C, Eggers R (1988) Die Sonographie des Meniskus − klinische Erfahrungen und technische Aspekte. In: Gockel HP (Hrsg) Jahrbuch der Radiologie. Biermann, Zülpich, S 221−227

Sohn C, Grotepaß J (1989) La presentation de l'ultrason tridimensionnel. Radiologie J CEPUR 9

Sohn C, Rudofsky G (1989) Die dreidimensionale Ultraschalldiagnostik − ein neues Verfahren für die klinische Routine? Ultraschall Klin Prax 4:219−224

Sohn C, Swobodnik W (1991) Neue Bildverarbeitungstechniken in der Sonographie. Springer, Berlin Heidelberg New York Tokyo

Sohn C, Thies M (1990) Die dreidimensionale Ultraschalldarstellung der Säuglingshüfte. Orthopäd Praxis 9:552–556

Sohn C, Warnking R (1991) Dreidimensionale Bildgebung in der Ultraschalldiagnostik. In: Jahrbuch der Radiologie. Biermann, Münster

Sohn C, Gerngroß H, Bähren W, Swobodnik W (1987) Sonographie des Meniskus und seiner Läsionen. Ultraschall 8:32–36

Sohn C, Grotepaß J, Schneider W et al (1988a) Dreidimensionale Darstellung in der Ultraschalldiagnostik. Erste Ergebnisse. Dtsch Med Wochenschr 113:1743–1747

Sohn C, Grotepaß J, Schneider W et al (1988b) Erste Untersuchungen zur dreidimensionalen Darstellung mittels Ultraschall. Z Geburtshilfe Perinatol 6:241–248

Sohn C, Grotepaß J, Ameling W, Schneider W, Menge KH (1989a) Die Voraussetzungen zum klinischen Einsatz der dreidimensionalen Ultraschalldarstellung. Radiologe 29:303–307

Sohn C, Grotepaß J, Menge KH, Ameling W (1989b) Klinische Anwendung der dreidimensionalen Ultraschalldarstellung. Dtsch Med Wochenschr 114:534–537

Sohn C, Grotepaß J, Swobodnik W (1989c) Möglichkeiten der dreidimensionalen Ultraschalldarstellung. Ultraschall 10:307–313

Sohn C, Stolz W, Nuber B et al (1991) Verbesserungen der 3-D-Ultraschalldarstellung. Bildgebung 58:116–120

Spur G, Krause F-L (1988) CAD-Technik. Hanser, München

Swobodnik W, Herrmann M, Altwein JE, Basting RF (Hrsg) (1988) Atlas der Ultraschallanatomie. Thieme, Stuttgart

Tamura S, Tanaka K (1982) Multilayer 3-D display by multidirectional beam splitter. Appl Optics 21:20

Tiede U, Höhne KH, Riemer M (1987) Comparison of surface rendering techniques for 3-D-tomographic objects. Symposium CAR Berlin

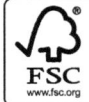

MIX
Papier aus verantwortungsvollen Quellen
Paper from responsible sources
FSC® C105338

If you have any concerns about our products,
you can contact us on
ProductSafety@springernature.com

In case Publisher is established outside the EU,
the EU authorized representative is:
Springer Nature Customer Service Center GmbH
Europaplatz 3, 69115 Heidelberg, Germany

Printed by Libri Plureos GmbH
in Hamburg, Germany